心脏专用CT
临床应用指导

主编　贺　毅　杨正汉　徐　磊　王振常

编者　(以姓氏笔画为序)

王　争　首都医科大学附属北京友谊医院

王玲玲　通用电气医疗系统贸易发展(上海)有限公司

王振常　首都医科大学附属北京友谊医院

李金水　首都医科大学附属北京友谊医院

李晨曦　通用电气医疗系统贸易发展(上海)有限公司

杨正汉　首都医科大学附属北京友谊医院

张　楠　首都医科大学附属北京安贞医院

钟朝晖　首都医科大学附属北京友谊医院

贺　毅　首都医科大学附属北京友谊医院

原　媛　首都医科大学附属北京友谊医院

徐　磊　首都医科大学附属北京安贞医院

高雅南　首都医科大学附属北京友谊医院

蒋　炯　通用电气医疗系统贸易发展(上海)有限公司

韩　烨　首都医科大学附属北京友谊医院

人民卫生出版社

图书在版编目（CIP）数据

心脏专用 CT 临床应用指导 / 贺毅等主编 . —北京：人民卫生出版社，2020

ISBN 978-7-117-30157-2

Ⅰ.①心… Ⅱ.①贺… Ⅲ.①心脏病 – 计算机 X 线扫描体层摄影 Ⅳ.①R541.04

中国版本图书馆 CIP 数据核字（2020）第 111338 号

人卫智网	www.ipmph.com	医学教育、学术、考试、健康，购书智慧智能综合服务平台
人卫官网	www.pmph.com	人卫官方资讯发布平台

心脏专用CT临床应用指导

主　　编：贺　毅　杨正汉　徐　磊　王振常
出版发行：人民卫生出版社（中继线 010-59780011）
地　　址：北京市朝阳区潘家园南里 19 号
邮　　编：100021
E - mail：pmph @ pmph.com
购书热线：010-59787592　010-59787584　010-65264830
印　　刷：廊坊一二○六印刷厂
经　　销：新华书店
开　　本：889×1194　1/32　　印张：3
字　　数：81 千字
版　　次：2020 年 8 月第 1 版　2020 年 8 月第 1 版第 1 次印刷
标准书号：ISBN 978-7-117-30157-2
定　　价：28.00 元
打击盗版举报电话：010-59787491　E-mail：WQ @ pmph.com
质量问题联系电话：010-59787234　E-mail：zhiliang @ pmph.com

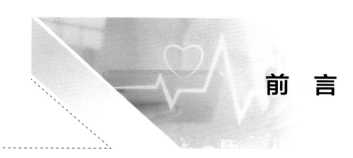

前　言

　　心血管病是世界范围内危害人类健康的重大疾病之一。近十年来,CT 技术突飞猛进地发展,使越来越多的心血管病患者能够进行 CT 检查。冠状动脉 CT 血管造影可对冠心病、大血管病诊断,对复杂病变进行术前定位、定量测量等,有助于临床诊疗方案的制订,目前已经渗入到了心血管病诊疗的方方面面。

　　心脏专用 CT(CardioGraphe)在心血管检查中最大的优点是不需进行全身脏器的扫描。其很多核心技术,如扫描范围、孔径、球管设计等都有了新的改进。未来,心血管 CT 将涉及设备技术研究及临床应用研究,CardioGraphe 也将在心血管诊疗的领域发挥更重要的作用。

　　本书为心脏专用 CT(CardioGraphe)的临床应用指导,包括心血管 CT 基本技术特点的介绍、临床适用范围、技术及图像基本判读。编写方式力求简明扼要,适用于初学者。由于编著时间较短,且对这一新设备理解有限,书中疏漏不足之处在所难免,恳请各位读者指正。

王振常

2020 年 5 月

目 录

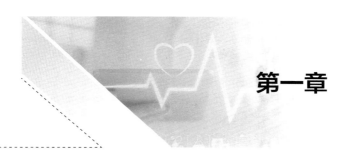

第一章

心脏专用 CT 概述

第一节　心脏 CT 成像关键技术难点

　　CT 问世以来,心脏成像一直是 CT 检查技术的重点和难点,其中又以冠状动脉 CT 血管造影(CT angiography,CTA)为著。临床上对于使用冠状动脉 CTA 的尝试可追溯到 1998 年,当时 4 排 CT 刚刚推出,由于技术的限制,CT 心脏扫描只局限于钙化积分这类对图像质量要求不高的应用。16 排 CT 的问世,使冠状动脉 CTA 在临床成为可能。随着 CT 发展到 64 排及更高的系统,冠状动脉 CTA 的图像质量有了大幅度提升。如今,CT 已经广泛地应用于心脏检查,是临床评估和诊断心血管疾病的有效工具,其准确性已在多项多中心临床试验中得到证实。

　　尽管如此,由于心脏的快速搏动和需要成像的结构细小,获得清晰的冠状动脉 CTA 图像仍然是 CT 最具挑战性的临床应用之一。尤其对于存在心脏疾病的患者(心律失常、钙化斑块等),成功进行冠状动脉 CTA 扫描仍然十分困难,而此类患者往往最需要高质量的图像来进行诊断并给出治疗建议。鉴于此种情况,建议使用特定的 CT 机型进行扫描。此类患者包括：

（1）钙化积分 >400AU（Agaston units，阿加斯顿积分）；

（2）冠状动脉支架；

（3）心脏搭桥移植；

（4）心率 >65 次 /min；

（5）心律失常；

（6）肥胖，体重指数（body mass index，BMI）>30kg/m^2。

英国国家卫生与临床优化研究所（National Institute for Health and Clinical Excellence，NICE）指南中对具有以上一个或多个特征的患者，指定了 4 种 CT 机进行扫描。这 4 种 CT 机代表了当时 4 个主要 CT 制造商的最高规格。但尽管每种 CT 机都具有特殊的技术优势，但当时没有哪一种机型具有最佳技术参数能够很好地应对上述患者的检查，例如，心率较快患者的 CT 扫描中，对技术的要求与冠状动脉支架植入患者不尽相同。图 1-1 为不同特征患者与

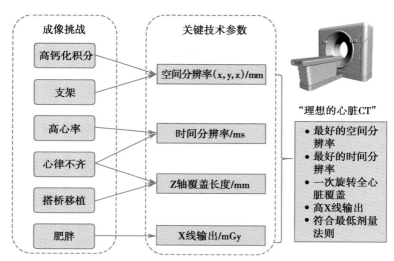

图 1-1　不同患者与可能满足的技术参数之间的关系

不同患者在 CT 空间分辨率、时间分辨率、Z 轴覆盖长度、X 线输出上均有不同的选择。

技术参数之间的关系图。

第二节 空间分辨率

空间分辨率是指 CT 能够分辨紧密靠近的物体的能力。空间分辨率经常在两个正交方向上测量:XY 平面内和垂直于 XY 平面(Z 轴方向)。通常使用调制传递函数(modulation transfer function, MTF)来测量空间分辨率。MTF 被定义为输出调制度和输入调制的比值,它测量了一个系统对不同频率的响应。一个理想的系统拥有一条平坦的曲线,这样系统响应与输入频率无关。

MTF 为 100% 或 1 时,表示无信号丢失。MTF 为 0 表明信号全部丢失。实际上,当 MTF 达 0.02~0.05 时,小的、高对比度的物体就不可能被分辨出来了(图 1-2)。

空间分辨率的单位为线对 / 厘米(lp/cm)。空间分辨率受探测器孔径的宽窄、焦点尺寸、探测器之间的距离、重建算法、X 线剂量、矩阵、层厚、像素大小等因素的影响。

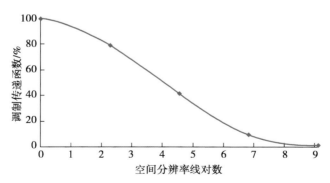

图 1-2 典型 MTF 曲线(标准分辨率、标准滤线器)
横坐标代表空间分辨率的线对数,纵坐标是调制传递函数的百分比,当 MTF 在 100% 时,可视的空间分辨率为 0,即看不出图像中空间分辨率的差别;而 MTF 在 0 的时候,可视空间分辨率最高。

冠状动脉狭窄的评估需要精确地显示细小结构,因此,高空间分辨率是关键要求。冠状动脉的直径从左冠状动脉起始的 5mm 逐渐变细,到左前降支远端管腔直径仅 1mm。冠状动脉的完全显示需要亚毫米级的各向同性空间分辨率。为区分 10%~20% 的冠状动脉狭窄,必须达到至少 0.3mm 的各向同性分辨率。

探测器的 Z 轴尺寸是决定 Z 轴分辨率的主要因素,但采样频率、插值算法和探测器设计也起到了一定作用。对于冠状动脉支架和 / 或高钙化积分的患者,CT 图像的空间分辨率具有特别重要的意义。对这些患者动脉狭窄程度的评估可能会受到"开花效应"的影响,主要是由于体素内的非均匀衰减系数(部分体积效应)造成的,并可导致高密度结构在图像中像素的增加。高空间分辨率可以降低伪影,从而提高诊断准确性。

第三节　时间分辨率

心脏 CT 成像的时间分辨率是指重建心脏 CT 图像所需要的时间窗宽度。心脏 CT 成像设备需要有较好的时间分辨率来应对心脏的快速运动。冠状动脉紧贴心肌,而心肌在整个心动周期不停地运动,因此需要在冠状动脉成像期间冻结心脏的运动。

心脏成像的最高时间分辨率受机架旋转速度的限制。机架旋转越快,时间分辨率越高。然而,随着机架旋转速度的增加,机架结构的应力也会增加,因为 CT 机架内重型机械部件的快速移动会导致更大的离心力,使机架旋转时间进一步缩短变得更加困难。事实上,即使是机架旋转时间的微小改进,在工程设计中也需要付出很大的努力。

既然重建心脏 CT 图像所需要的时间窗宽度为心脏 CT 成像的时间分辨率。那么对于心脏扫描,重建一次心脏图像仅需要 CT 球管旋转 180° 所采集到的数据。如球管的旋转速度为 0.5s/ 圈,其时间分辨率为 250ms。因此,以毫秒(ms)作为时间分辨率的单位,可更好地评价 CT 扫描重建得到心脏图像的时间窗。故后文以"ms"

代表时间分辨率的单位。

冠状动脉在整个心脏循环中以复杂的方式快速移动。为避免明显的图像模糊，不仅需要 CT 机具有良好的空间分辨率，还需具有良好的时间分辨率。在 60 次/min 的心率下，右冠状动脉在整个心脏循环中以 10~65mm/s 的速度移动。

为改进时间分辨率，可以使用专门的部分重建算法，仅使用180°的数据进行图像重建，这使得固有时间分辨率约为机架旋转时间的一半。为更好地"冻结"心脏运动，在 CT 图像采集时，通常会采用心电门控技术（图 1-3），以便能够从心脏循环的"休息"阶段选择用于图像重建的数据。

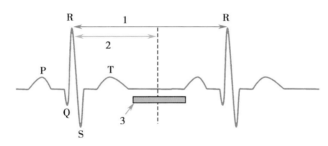

图 1-3 心动周期的变化与心电活动的对应关系

在每一心动周期（1），均以 R 波为起点，延迟一段时间（2）进行采集（3），将每个心动周期采集的数据放在一起，即可得到完整的冠状动脉 CT 血管造影的数据。

心动周期可简单地分为收缩期和舒张期。收缩期一般从 R 波的波峰开始，到 T 波末结束。舒张期一般从 T 波开始到下一个 R 波的波峰结束。一般来说，心脏运动最少的所谓"休息"阶段在舒张中期。随着心率的增加，舒张期时间显著缩短。心电门控采集方式分为前瞻性和回顾性。前瞻性心电门控是指以 R 波为识别点，延迟一段时间后进行曝光采集，这一方式可大大减少辐射剂量，但要求心律绝对匀齐（图 1-4）。回顾性心电门控是心动周期全周期曝光,获取整个心动周期全部数据,再进行数据重建获取冠状动脉图像,这种采集方式对心律的要求降低,但大大增加了辐射剂量(图 1-5)。

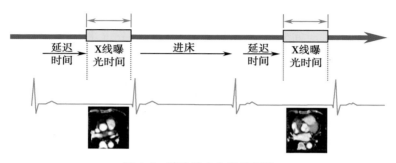

图 1-4　前瞻性心电门控扫描

在心电信号的 RR 间期内预设采集时间段,如在 RR 间期的 60%~70% 的心脏舒张期开始进行信号采集。

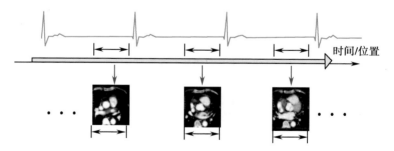

图 1-5　回顾性心电门控扫描

在整个心动周期内均进行信号采集,同时把心电信息融合到 CT 成像系统中,在图像重建时,选择合适期相的数据用于重建。

图像的重建可采用单扇区或多扇区扫描数据。单扇区重建是指将每一幅图像用一个心动周期内的半扫扫描数据进行重建;多扇区重建是指将每一幅图像用多个扇区内相邻期相的半扫扫描数据进行重建。

单扇区重建:采用 1 个心动周期的 240° 数据进行重建,即 2/3 数据,建议心率为 30~74 次 /min 时使用(图 1-6)。

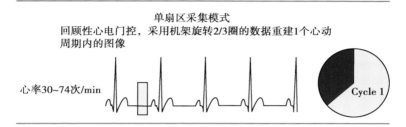

图 1-6　单扇区重建算法示意图

CTA 扫描时,在 1 个心动周期内采集数据进行重建。

双扇区重建:采用连续 2 个心动周期的 120° 数据进行重建,建议心率为 75~113 次 /min 时使用(图 1-7)。

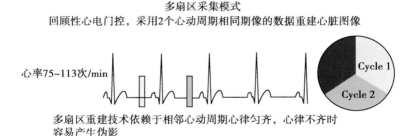

图 1-7　双扇区重建算法示意图

CTA 扫描时,在连续 2 个心动周期内采集数据进行重建。

四扇区重建技术:采用连续 4 个心动周期的 60° 数据进行重建,即第一个心动周期的 0~60° 数据,第二个心动周期 60°~120° 数据,第三个心动周期的 120°~180° 数据,第四个心动周期的 180°~240° 数据

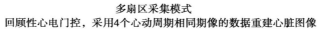

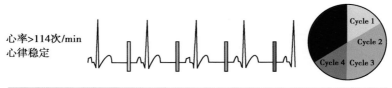

图 1-8　四扇区重建算法示意图

CTA 扫描时,在连续 4 个心动周期内采集数据进行重建。

进行重建,用于高心率患者,建议心率在 >114 次 /min 时使用(图 1-8)。

单扇区重建的时间分辨率是球管转速的一半,如球管单次旋转 0.24s,其时间分辨率为 120ms。使用多扇区重建技术可以大大提升时间分辨率,如球管单次旋转 0.24s,双扇区重建时间分辨率为 60ms,四扇区重建时间分辨率为 30ms。

但是多扇区重建技术要获得成功,RR 间期必须稳定。如果心律不齐,图像仍然会模糊。因为每幅完整的图像需要两个或四个独立心跳所获得的数据进行重建,这些数据必须在每个心动周期中相同时刻采集。任何原因导致的心律变化,均会使重建后的图像变模糊。

为能更好地提升时间分辨率,又减轻多扇区心率规则的严格限制,智能冠状动脉追踪冻结平台(SnapShot Freeze,SSF)可直接追踪每根冠状动脉的运动轨迹,分析单个心动周期内冠状动脉的运动特征,以此来减少运动伪影(图 1-9)。

SSF 是一种提高心脏 CT 有效时间分辨率的采样和重建技术。其原理是通过采样,记录冠状动脉运动过程中的一系列不同期相的图像,对相邻期相的图像通过迭代方法计算冠状动脉的运动轨迹,从而重建出清晰的冠状动脉图像。SSF 是使用一个心动周期内相邻期相的数据进行重建,因此,本质上是“单扇区”技术,心律不齐等影响多扇区重建的因素,但对其影响小。

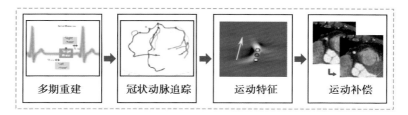

图 1-9 智能冠状动脉追踪冻结平台工作原理示意图
4 个步骤包括多期相数据重建、冠状动脉血管轨迹追踪、血管运动规律分析、运动伪影冻结补偿。

通过这些硬件和数据重建的创新,实现了单扇区等效时间分辨率 20ms,从而可解决心脏检查时的高心率问题,准确冻结每根冠状动脉。

第四节 探测器覆盖长度

从心底到心尖,心脏的长度通常为 120~140mm,而多数高端 CT 的 Z 轴探测器长度小于此长度(图 1-10),因此,通常无法在单个机架旋转范围内使整个心脏成像。要达到心脏解剖结构的全覆盖,通常将跨越几个心动周期获得的一系列图像拼接而成。但整个扫描时间不超过患者屏气的舒适时间,以避免呼吸运动伪影。此外,尽量减少图像采集时不同心动周期间图像配准失误造成的阶梯状错层,这是心律失常患者常见问题。纵向(Z 轴)探测器阵列尺寸约 140mm 的 CT 机扫描可在一个心动周期中覆盖整个心脏结构。

Z 轴探测器阵列长度是心脏 CT 的一个关键参数。理想情况下是在单个心动周期能够覆盖整个心脏,其在冠状动脉 CTA 中具有几个显著的优势。首先,心脏扫描在一次机架旋转中完成,患者屏气时间短,可减少呼吸运动伪影产生的可能性。其次,完全避免了配置失败造成的错层伪影,这是心律不齐患者的一个突出问题。最后,可以减少对比剂的用量。此外,宽体探测器 CT 也适合进行

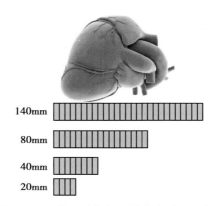

140mm

80mm

40mm

20mm

图 1-10　人体心脏与探测器宽度对比示意图
20~80mm 的探测器宽度不能覆盖整个心脏,探测器
宽度达 140mm 时可以覆盖整个心脏。

动态心肌灌注研究。

第五节　X 线利用率

　　心脏扫描要求机架旋转时间短,这就需要强大的 X 线发生器,或很高的 X 线利用率,以提供足够数量的光子进而获得高质量的图像(图 1-11)。CT 迭代重建(iterative reconstruction,IR)算法由于其降噪特性,在一定程度上降低了对 X 线利用率的要求。尽管如此,采用高电流提高 X 线利用率,对于肥胖患者的成像是有利的。

　　IR 算法是近几年兴起的提高图像质量的方法,是对真实 CT 系统 X 线光子穿过物体并到达探测器的整个过程进行建模。与传统的滤波反投影不同,IR 算法考虑了 X 线光子与物体相互作用,通过计算光子进入体素的具体方位和路径,确定重建像素的大小和尺寸。在重建过程中,根据 CT 影像链模型对被迭代图像进行正投影,然后获得数据,根据当前探测器接受的投影数据进行补偿和

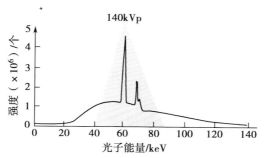

图 1-11　140kVp 光子能量分布示意图

传统 X 线是混合能量,以 140kVp 为例,其光子的
能量接近于正态分布,在 40~80keV 之间占比最高。

反投影,进一步修正迭代图像,随着迭代次数增加,图像越来越逼
近真实图像。

第六节　辐 射 剂 量

在心脏 CT 检查中,辐射剂量是一个需要考虑的安全性问题。
普遍的共识是过多的 X 线辐射会有致癌的风险。2007 年美国心
脏协会关于心脏 CT 检查的科学报告中指出,10mSv 的 CT 检查可
能有致癌风险,风险系数是 1/2 000。随后更大样本的多中心研究
显示,该风险系数在儿童和年轻患者、女性患者中更高。CT 检查
最重要的要求是用最小的辐射剂量获得满意的图像质量。很多国
家立法要求医疗检查的辐射剂量遵循尽可能低的合理可行原则,
并且检查的好处需大于其风险。

近年来,随着 CT 心脏检查技术的进步,一些成熟的降低剂量的
方法已经广泛应用于临床,包括基于心电描记术(electrocardiography,
ECG)的管电流调控技术,前门控轴扫扫描技术,基于 BMI、管电压、
管电流设置技术,大螺距心脏扫描技术和 IR 技术。这些技术的联
合使用,使心脏扫描的辐射剂量降低了 50% 甚至更多,在 BMI 较

小、心率较低患者的心脏扫描中,联合使用各种低剂量心脏扫描技术,可以做到亚 mSv 的心脏 CT 检查。

第七节 CardioGraphe 特点

一、Z 轴 140mm 全心脏覆盖

宽体探测器 CT 在心脏检查中具备先天的优势。传统 CT 由于探测器不够宽,只能使用螺旋扫描或多扇区多心跳轴扫采集或利用大螺距插值技术来补偿探测器不够宽的缺陷。这些方式易受患者的心律、呼吸干扰,甚至产生阶梯样伪影(图 1-12)。CardioGraphe 具有 140mm 的宽体覆盖范围,可实现一次机架旋转覆盖整个心脏。两个重叠的 X 线束以平行轨迹围绕患者旋转,只需一个探测器,即可获得宽 Z 轴覆盖范围。

二、双球管立体设计

传统 XY 平面双源 CT 是在机架内嵌两套球管和探测器,两个球管呈一定角度排列,成像时两个球管同时产生互相交叉的 X 线;两侧探测器系统独立采集对应球管放射的数据信息。由于其探测器较窄、不足以覆盖整个心脏,因此必须采用螺旋的方式进行心脏 CT 扫描。此外由于两个球管排列有一定的夹角,探测器在采集数据时易受到散射线干扰。

CardioGraphe 使用了在 Z 轴方向放置两个球管的立体 CT (Stereo CT®) 设计,利用两个狭窄的锥形束角度来联合实现 140mm 的覆盖范围(图 1-13)。两个重叠的 X 线束以平行轨迹围绕患者快速瞬时切换。只需一个探测器,通过两个球管即可获得高的图像质量。

三、锥形束伪影

传统宽体单球管 CT 的一大挑战是 X 线束发散角度大,数据采

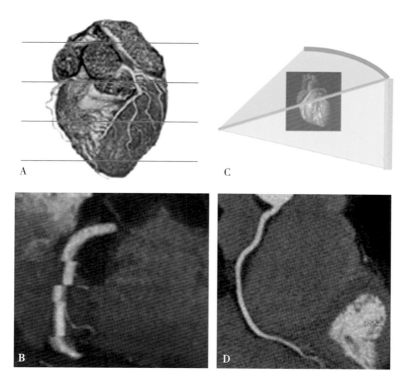

图 1-12 窄体探测器错层伪影,对比宽体探测器图像示意图
探测器宽度窄时,需要多个心动周期采集图像(A),当心律不齐时,产生错层伪影(B);采用宽体探测器,一个心动周期能覆盖整个心脏(C),避免了错层伪影的产生(D)。

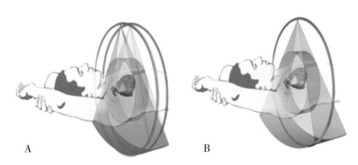

A   B

图 1-13　CardioGraphe 和单球管 CT 全心脏覆盖几何示意图

A. Cardiograph 为在 Z 轴方向放置两个窄球管,扫描时,两个球管之间快速切换,从而达到 Z 轴上的宽覆盖;B. 传统的单球管 CT 设计,达到 Z 轴宽覆盖,需宽球管。

集中会出现 Z 轴信号盲区,产生锥形束伪影。该锥形束伪影需要复杂而精确的算法对图像进行校正。双球管立体成像设计可很好地解决这一问题,可以获得比单源 CT 更完整的数据集,从而提供更好的无伪影图像。CardioGraphe 使受限采样区域减小,允许更有效地使用 X 线和更简单地图像重建处理,见图 1-14A。图 1-14B 中灰色区域表示由于采样不足,图像质量受到限制的 X 线体积。

图 1-15 显示了 CardioGraphe 相对于单源宽体探测器 CT 的图像质量优势。前者使用两个具有窄锥形角的 X 线束,可以快速重建,而无需额外的宽锥形角重建处理硬件。

四、CardioGraphe 的空间分辨率

CardioGraphe 应用超高采样率和心脏专用重建算法,可实现高空间分辨率成像,最高可达 16.1lp/cm。

CT 空间分辨率由 XY 平面和 Z 轴方向的焦点尺寸和探测器元件尺寸决定,但也受许多其他因素的影响,主要是数据采样间隔。在 XY 平面上,它还高度依赖于所应用的重建核(滤波器)的类型及其截止频率。CTA 通常不使用最锐利的重建核,因为它们与高

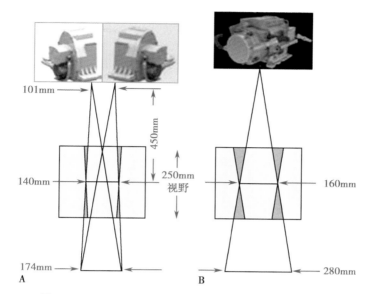

图 1-14　CardioGraphe 和单源 CT X 线锥形束几何结构

A. CardioGraphe 双球管立体成像,球管宽度缩短,减少了锥形束伪影;B. 传统宽体单源球管 CT 数据采集中会出现 Z 轴信号盲区,产生锥形束伪影(灰色区域)。

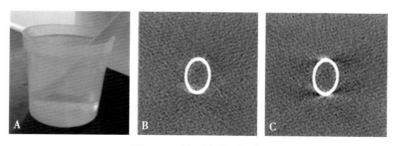

图 1-15　锥形束伪影比较

A. 模体 PVC 吸管放置于水中;B.CardioGraph 图像,锥形束伪影很小;C. 传统宽体单球管 CT 扫描图像,可见到明显的锥形束伪影。

水平的图像噪声有关。但对于支架和 / 或高钙化积分的患者,建议使用更锋利的重建核,以减少"开花效应"。

CardioGraphe 的双球管设计,在高分辨率模式下的采样率达 13 760 个视图 / 转。在高分辨率模式下,焦点在采样高频处略微偏转,称为动态焦点,可使采样率增加 1 倍。而这种动态焦点应用于双球管上,1 号管有 3 440 × 2 个视图,2 号管也有 3 400 × 2 个视图(图 1-16)。

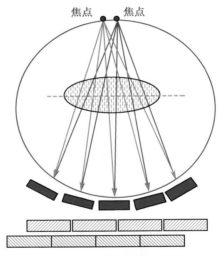

图 1-16 CardioGraphe 双球管采样

CardioGraphe 有两个 X 线球管,动态焦点被应用到每一个球管上,采样率增加 1 倍。

除提高采样率的硬件设计,在现有的自适应迭代重建算法(adaptive statistical iterative reconstruction,ASiR)的基础上研发了可用于心脏与血管成像的 ASiR 心血管专用算法(ASiR-cardiovascular,ASiR-CV)。ASiR 的最大优点是对于低信噪比和采样不足的数据重建时,采用 ASiR 重建算法后,依然可以重建出高质量的图像。

ASiR-CV 进一步增加了噪声模型及物理模型,从而能够在降低剂量时还能尽量保持图像的重建方式,该重建方法贯穿于扫描的全过程,根据系统噪声模型、被扫描物体模型和物理模型自动调节管电流,用来降低心血管扫描的辐射剂量、噪声,提高图像对比度(图 1-17)。

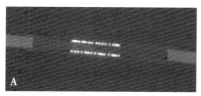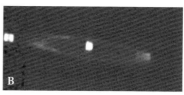

图 1-17　自适应统计迭代心血管专用算法显示钙化斑块和支架的模型图
A. 钙化斑块;B. 支架;可见清晰的支架壁。

上述 CardioGraphe 的动态焦点技术及 ASiR-CV 技术,可共同完成高速、准确的数据采集和重建,为提高空间分辨率奠定了坚实的基础。

五、CardioGraphe 的时间分辨率

CardioGraphe 高速的机架转动和智能冠状动脉追踪冻结平台(SSF)可实现高时间分辨率。

CardioGraphe 采用了短几何机架结构设计,信号源到等中心距离仅为 450mm,结合高速轴承,转速达 0.24 圈 /s。同时,再结合 SSF,时间分辨率最高可达等效 20ms,可直接追踪每根冠状动脉的运动轨迹,分析单个心动周期内冠状动脉的运动特征,以此来减少运动伪影。

通过这些硬件和数据重建的创新,实现了单扇区等效时间分辨率 20ms,从而可一定程度解决心脏检查时的高心率问题,准确冻结每根冠状动脉。

六、CardioGraphe 的 X 线输出

为了提供冠状动脉 CTA 中使用的短图像采集时间所需的高 X 线球管电流,需要强大的发生器。然而,发电机功率不能单独作为这方面良好性能的指标。CardioGraphe 具有较短几何结构(焦点到探测器距离),在较低的发生器功率,且其他条件相同的情况下,可在探测器上实现相同的光子通量(图 1-18)。

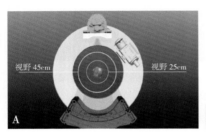 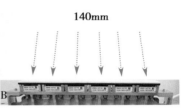

图 1-18　短几何设计示意图

A. 因小孔径设计,球管到探测器距离缩短(短几何结构);B. 发生器功率降低时,能在探测器实现相同的光子通量。

七、CardioGraphe 的辐射剂量

CardioGraphe 立体球管设计的另一个优势是提高 X 线利用率。图 1-19 比较了单源和 CardioGraphe 中被 X 线照射但无法重建或只能在有限的图像质量下重建的被扫描对象的体积(显示为深灰色区域)。单源 CT 在全图像质量下重建的体积与辐照体积之比约为 69%(源 - 轴距离为 626mm),CardioGraphe 为 87%。

此外,CardioGraphe 采用了聚焦心脏的小视野设计。通用型 CT 机一般具有 450~500mm 的视野(field of vision,FOV)覆盖。因此,即使只对小范围的特定器官(如脊柱、主动脉、心脏)成像,整个身体的横截面也会受到辐射。通常 CT 机(包括 CardioGraphe)使用蝶形滤波器来减少周围辐射,但减少程度有限。CardioGraphe 通

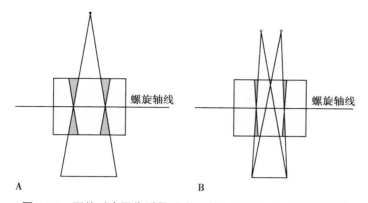

图 1-19　不能以全图像质量重建图像的辐照体积（深灰色区域）

A. 单源 CT，深灰色区域为无法重建区域；B. CardioGraphe，由于发生器变窄，深灰色的无法重建区域明显变小。

过在 250mm 范围 FOV 外的射线路径中安装辐射衰减器进一步减低辐射剂量（图 1-20）。

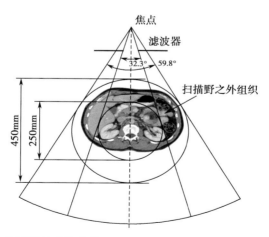

图 1-20　典型脊柱成像中的 CardioGraphe 视野和滤波衰减器示意图

采用小视野，对视野以外区域采用辐射衰减器降低剂量。

八、小结

CardioGraphe 为立体双球管、140mm 宽全心脏覆盖探测器、0.24s 机架转速，结合心血管图像重建软件（SSF、ASiR-CV），同时实现了高清扫描、高时间分辨率扫描和宽体探测器扫描，实现了限制单个心动周期的心脏高清成像，是 CT 从通用型向专用型过渡的重要机型。CardioGraphe 与通用型 CT 参数比较见表 1-1。

表 1-1　CardioGraphe 和通用型 CT 参数

机型	球管转速 / （圈·s⁻¹）	球管数量 / 枚	探测器宽度 / mm	层厚 / mm	层数	采样率 / （帧·s⁻¹）	时间分辨率 /ms
CardioGraphe	0.24	2	140	0.5	280	13 760	20
通用型 CT	0.25~0.28	1~2	40~160	0.5~0.625	64~320	<1 000	20~137.5

第二章

图像后处理

第一节　冠状动脉处理基本方法

　　冠状动脉 CTA 扫描得到的是三维容积数据,如要对数据进行分析,还需进行后处理,提取冠状动脉。后处理方法有很多,最常用的 3 种包括容积再现(volume rendering,VR)、曲面重建(curved planner reconstruction,CPR)和冠状动脉探针(probe)。

一、容积再现

　　VR 又叫表面成像,是心脏的大体成像(图 2-1),用于观察冠状动脉及大血管的走行、分布,常用来观察冠状动脉起源、分布、桥血管走行等。

二、曲面重建

　　冠状动脉走行弯曲,并不处在一个平面上,冠状动脉 CTA 图像经后处理重建,可将冠状动脉切面在一张二维图像上显示,称为CPR。CPR 有两个重要的技术特点:①CPR 是针对 1 支血管的重建,

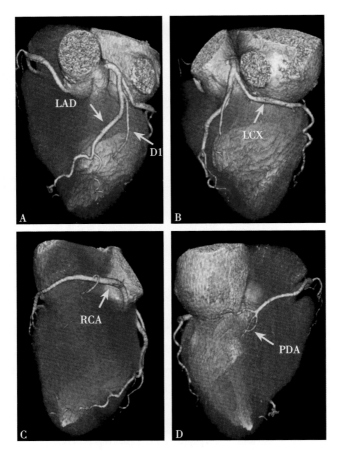

图 2-1　冠状动脉 CT 血管成像的容积再现

可清晰显示前降支（LAD）、第一对角支（D1）、回旋支（LCX）、
右冠状动脉（RCA）、后降支（PDA）走行、分布、起源。

因此显示的血管为指定血管，一般图像上会有标识；②冠状动脉是三
维结构，而一幅 CPR 图像只能显示一个二维切面。因此，一支血管
要用多个不同切面的 CPR 图像显示，才能观察到血管的全貌（图 2-2）。

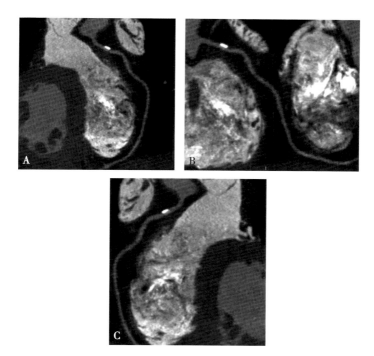

图 2-2 冠状动脉 CT 血管成像曲面重建

1 支冠状动脉曲面重建后,采用多个不同层面(A~C)可显示清晰的图像。

三、冠状动脉探针

冠状动脉探针技术是对冠状动脉横截面成像。通常是选中一个血管节段,做横截面成像。一般情况下,横截面的层厚为 1mm(图 2-3、图 2-4)。

做冠状动脉探针时,有时管腔横截面图像显示两个管腔,选取探针要观察的横截面,是探针技术中图像识别的重要技巧。

冠状动脉探针显示的是选中血管的横截面图像,因此,位于图像中央的管腔是探针所示的血管(图 2-5)。

冠状动脉探针应用的具体流程如下。

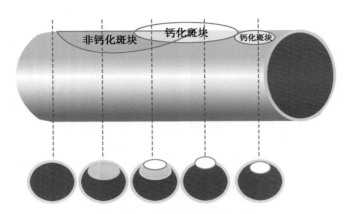

图 2-3　冠状动脉探针示意图

对血管管腔横截面成像,探针即为管腔的横截面,层厚 1mm,可以观察到血管壁情况。

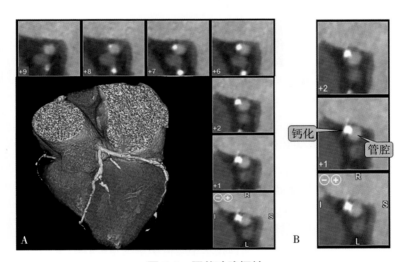

图 2-4　冠状动脉探针

A. 冠状动脉探针界面显示,蓝点为探针(箭头)放置位置,以此为中心,向上、向下各 1mm 显示管腔横截面;B. 放大图像。

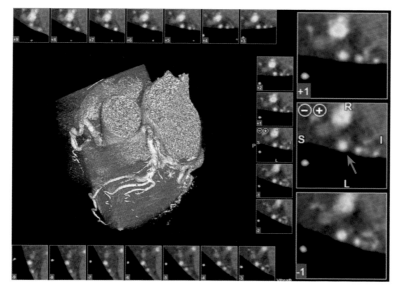

图 2-5　探针图

探针所选择的是冠状动脉对角支(容积再现图像中蓝点所示);探针图像中,有两个血管横截面,位于图像中央的是探针所示血管(箭头),其余为分支血管。

1. 观察 VR 图像　冠状动脉起源正常,右冠状动脉起自右冠状动脉窦,左冠状动脉起自左冠状动脉窦。冠状动脉分布呈右侧优势型(图 2-6)。

2. 观察 CPR　右冠状动脉开口有可疑狭窄,其中远段、后降支管腔通畅。前降支、回旋支管壁规则,管腔通畅(图 2-7、图 2-8)。CPR 示右冠状动脉开口可能有狭窄(图 2-9),但未见明确斑块。此时,应采用冠状动脉探针进一步对病变进行观察,以明确右冠状动脉开口是否存在狭窄。

3. 观察病变处冠状动脉探针　在 VR 图像上将探针放于病变处(右冠状动脉开口,蓝色点),即显示右冠状动脉开口的管腔横截面图像(图 2-10)。

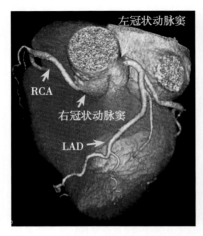

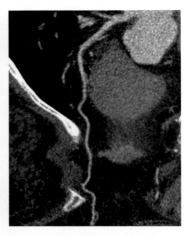

图 2-6 容积再现示冠状动脉起源正常

右冠状动脉（RCA）起自右冠状动脉窦，左前降支（LAD）起自左冠状动脉窦。冠状动脉分布呈右侧优势型。

图 2-7 前降支曲面重建

可见前降支管腔通畅。

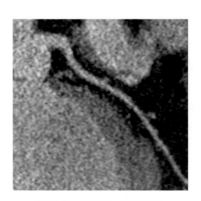

图 2-8 回旋支曲面重建

可见回旋支管腔通畅。

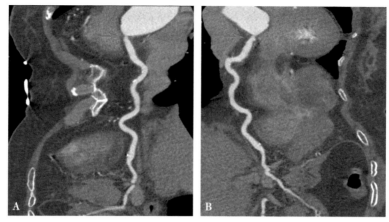

图 2-9　右冠状动脉曲面重建

两个层面(A、B)可见右冠状动脉开口管腔狭窄(箭头),但未见明确斑块。

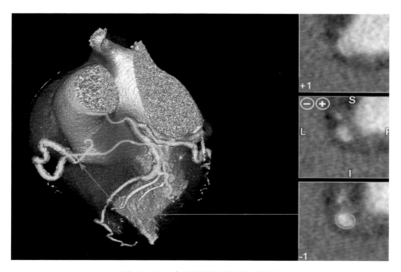

图 2-10　右冠状动脉开口探针

将探针置于右冠状动脉开口(蓝点),即可观察右冠状动脉开口的横截面图像(探针),未见到管腔狭窄及斑块。

第二节 钙化斑块分析及冠状动脉肌桥

在冠状动脉 CTA 图像解读中,如果斑块成分中含有钙化,通常会出现解读困难,也是造成 CTA 误诊的最主要原因。本节简要介绍钙化斑块和冠状动脉肌桥图像的判读方法,以及 CTA 在此类病变诊断中的能力和局限性。

1. 钙化斑块

(1) 轻度钙化病变,不影响管腔观察。经 CPR,可见冠状动脉左旋支(left circumflex,LCX)近段有钙化斑块,多个曲面观察,似乎管腔未见明显狭窄(图 2-11)。为进一步准确观察,需进行病变处的冠状动脉探针检查(图 2-12)。冠状动脉探针可见病变处钙化斑块,病变处管腔清晰可见,与近段正常管腔比,狭窄程度 <25%。

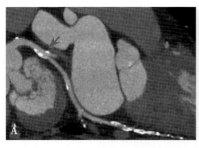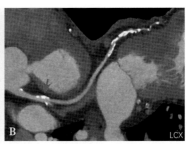

图 2-11 回旋支曲面重建

左旋支近段可见钙化斑块(箭头),多个角度曲面重建(A、B)观察,管腔未见明显狭窄。

因此,在钙化斑块对管腔观察影响不大时,冠状动脉 CTA 判断依然是准确的。

(2) 斑块钙化严重时,影响管腔观察。经 CPR,LCX 远段可见多发钙化斑块,观察多个曲面,均未见正常的管腔(图 2-13),是否为重度狭窄,需进一步观察冠状动脉探针。

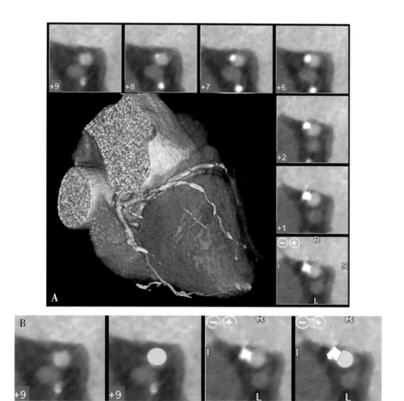

图 2-12 左旋支近段探针

A. 左旋支近端探针界面；B. 局部放大图；病变处管腔清晰可见，为轻度狭窄。

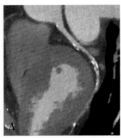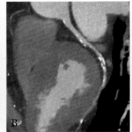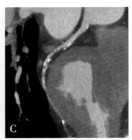

图 2-13　回旋支曲面重建

回旋支不同角度（A~C）的曲面重建,远段可见钙化斑块（箭头）,多曲面观察,均不能观察到管腔。

　　将探针置于 LCX 远段病变处,可见病变处的管腔横截面有大片的钙化斑块,管腔很窄。此时,由于放大效应（图 2-14）,可见钙化斑块大于实际大小,因此,此时管腔狭窄的判断是不准确的。

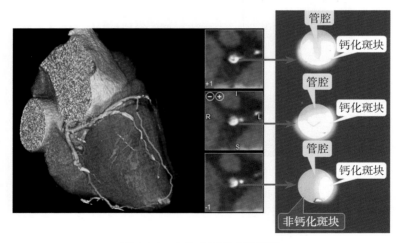

图 2-14　左旋支冠状动脉探针

冠状动脉探针（蓝点）示病变处的管腔横截面,有大片的钙化斑块,管腔很小。

冠状动脉探针所显示的斑块大小和实际大小存在差异是 CTA 的局限性。也是 CTA 结果和数字减影血管造影（digital substraction angiography，DSA）冠状动脉造影出现不匹配的主要原因之一。

2. 冠状动脉肌桥　正常情况下冠状动脉走行于心肌表面，发育异常时，走行于浅层心肌下，称为冠状动脉肌桥。经冠状动脉图像后处理，如 CRP、冠状动脉探针（图 2-15、图 2-16）等后处理技术

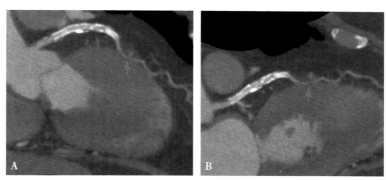

图 2-15　冠状动脉肌桥

左前降支中段可见冠状动脉（箭头）走行于浅表心肌以下（A、B）。

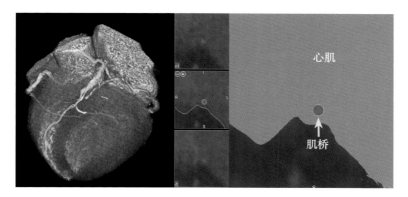

图 2-16　冠状动脉肌桥探针

左前降支中段探针可见冠状动脉走行于心肌之下，管腔横截面周围包绕心肌。

可清楚显示冠状动脉肌桥。

第三节　伪影识别及处理方法

　　冠状动脉 CTA 时,有时会有伪影,影响管腔观察,造成错误判读。伪影产生最常见的原因为在扫描过程中发生心律不齐或患者屏气不良,心脏产生不规律的运动,此时产生的伪影称为运动伪影。出现运动伪影时,有一些方法可以矫正,在实际工作中,需要掌握。本节介绍伪影的识别及处理方法。

　　伪影矫正的主要方法为心电编辑。以下为心电编辑的基本原理及方法。

　　如图 2-17 所示,经 CPR,左前降支(left anterior descending branch,LAD)中段可以看到管腔狭窄。

　　该狭窄是否真实存在,还需进一步观察冠状动脉探针。将探

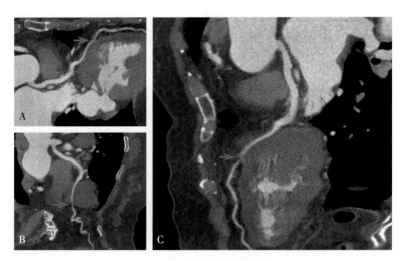

图 2-17　左前降支曲面重建

左前降支不同角度(A~C)曲面重建均可见左前降支中段(箭头)狭窄。

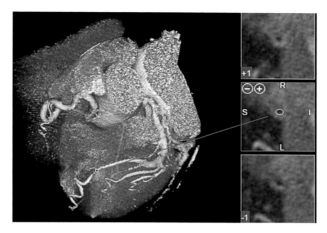

图 2-18 左前降支探针

将探针置于病变处,观察管腔横截面,未见清晰的管腔。

针置于 LAD 中段病变处,可见局部管腔横截面,但无法观察到清晰完整的管腔横截面,考虑为伪影(图 2-18)。

出现这种情况时,则需要采用心电编辑技术进行图像重建。

在此,因篇幅有限,仅根据心电编辑原则示意该技术。完整的 CTA 图像是采用心电门控技术,在不同心动周期的同一时相(心脏搏动相对静止,且处于同一位置),每次采集一部分数据,采用多扇区重建技术将这些数据拼在一起,得到完整数据,重建出完整心脏 CTA 图像(图 2-19)。也就是说,心脏 CTA 的数据是由采集不同心动周期的几个数据拼在一起所得。而采用这种方法的前提是心律齐,此时每次采集的心脏数据才在同一时相。因此,当心律不齐时,心脏不再处于同一位置,就会产生伪影,这种伪影由心脏位置变化产生,称为运动伪影。回顾患者 ECG,发现此 CTA 图像重建选择位于 RR 间期 75% 处,但因患者心律不齐,因此产生了运动伪影。此时,可以重新选择心动周期中的不同时期再次进行数据重建,通常可以减少运动伪影。故重新选取心动周期的 45% 处数据重建,

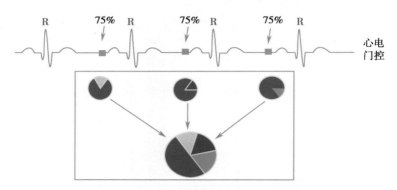

图 2-19　CT 血管造影多扇区重建

图像重建选择位于心电图 RR 间期 75% 处。

重新获得 CTA 图像(图 2-20)。因 LAD 中段伪影消失,发现管腔清晰无狭窄(图 2-21)。

当发现冠状动脉 CTA 伪影时,采用心电编辑技术,在心动周期中选择其他期相重建,是常用的有效方法。

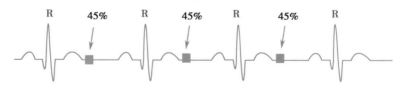

图 2-20　心电编辑,数据重建

重新选择心动周期不同时段重建图像,本病例选取心动周期 45% 处数据进行重建。

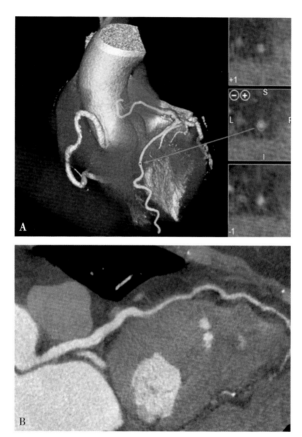

图 2-21 左前降支曲面重建

经心电编辑（A），左前降支中段伪影消失（B），管腔清晰无狭窄。

第四节　心功能分析

心功能分析包含左心室及右心室功能分析。在进行心功能分析前,需检查 CTA 图像的完整性,观察其是否具有在置信区间的图像质量(有无断层、有无因扫描原因导致的心脏形态畸形及心腔内药物是否均匀等),并检查工作站运行是否良好。

一、左心室功能的评估

1. 一般分析　应从整体和局部的角度来评估左心室的功能,建议采用左心室冠状动脉的 17 分区法,观察左心室心腔是否扩大 / 缩小、室壁有无增厚 / 变薄及运动异常。

左心室壁运动定性评估分为 4 个等级,分别是运动正常、运动减低、无运动及反向运动。

2. 定量分析　一般情况下需要测算的左心室功能指标,包括射血分数(ejection fraction,EF)、舒张末期容积(ejection-diastolic volume,EDV)、收缩末期容积(end-systolic volume,ESV)、每搏输出量(stroke volume,SV)、心输出量(cardiac output,CO)、左心室质量(left ventricular mass,LVmass),以及根据身高与体重所得的体表面积(BSA;用于测算心指数),量化的参数可以根据临床需要从而进行调整。

各参数计算公式如下:

$$SV=EDV-ESV$$
$$CO=SV \times 心率$$
$$EF=SV/EDV$$
$$LVmass=(总心外膜容积 - 总心内膜容积) \times 1.05g/ml$$

3. 操作步骤　①用计算机自动分析功能对左心室的内、外膜进行后处理;②分别在左心室舒张末期及左心室收缩末期时手动修正心内膜和心外膜的轮廓(图 2-22)。

4. 注意事项　①如左心室心肌存在伪影,则应在伪影的中点

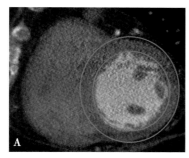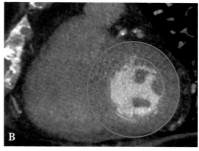

图 2-22 心功能分析

A. 左心室舒张期;B. 左心室收缩期;测量时,分别勾画心内膜及心外膜。

绘制心外膜边界;②应选择左心室舒张末期图像作为左心室血容量最大的图像;③应选择左心室收缩末期图像作为左心室血容量最小的图像;④在左心室运动不同步或严重二尖瓣关闭不全的情况下,判断左心室收缩末期可能会出现偏差,此时可以观察主动脉瓣闭合的情况来定义收缩末期;⑤软件自动重建后医师必须检查自动心肌描绘及舒张、收缩末期的选定情况是否正确。

5. 左心室容量测定的相关问题

(1) 乳头肌属于心肌组织,所以理想情况下应将其包括在左心室心肌中(图 2-23),但并非所有的乳头肌都可以准确地被软件自动分析系统准确识别。有研究表明是否包含乳头肌,心功能分析结果之间的差异并不大,所以在进行后处理时应统一方案,并在报告中注明包含 / 不包含乳头肌。

(2) 左心室流出道内的血流是左心室血容量的一部分,所以在基底部水平应识别主动脉瓣,绘制心内膜轮廓时应包括左心室流出道 - 主动脉瓣之间的区域(图 2-24)。

(3) 心脏的收缩,除了短轴运动以外,还有心底向心尖水平运动的长轴运动。收缩期左心室基底部会随二尖瓣向心尖部的移位而下移。因此,在处理基底部水平短轴层面时要考虑到这一因素(图 2-25)。简单来说,左心室的血容量不应包含左心房的血容量,

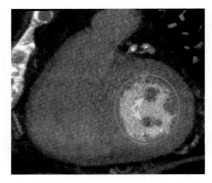

图 2-23 心功能分析乳头肌处理方法

将乳头肌(箭头)勾画在心腔内。

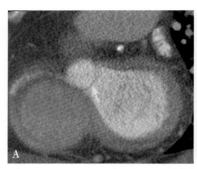 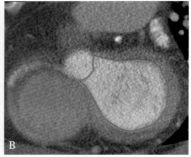

图 2-24 基底部左心室流出道处理方法

左心室基底部短轴位(A)包含部分主动脉瓣(箭头)下左心室流出道;左心室流出道区域应画入心腔(红线;B)。

左心室血容量的上界应在二尖瓣以下,所以在左心室基底部水平,需仔细对比舒张期及收缩期二尖瓣的位置,可以多平面、多角度判断,并随之调整所描绘的左心室内、外膜边界。

(4)LVmass 的计算:总心外膜容积(心外膜横截面积之和乘以层厚与层间距之和)减去总心内膜容积(心内膜横截面积之和乘以层厚与层间距之和)的差,乘以心肌的特定密度(1.05g/ml)。当基底

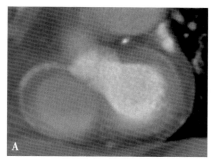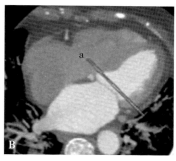

图 2-25 基底部心功能评估图像处理方法

于四腔心(A)定位(a 为定位线)基底部层面(B),该层面位于二尖瓣下,在心功能处理时,应画入左心室容积内。

部及心尖部层面的图像包含少部分心肌,没有可勾画的血池时应仅画出心外膜用于计算 LVmass。

二、右心室功能的评估

1. 一般分析 与左心室的评估方法相同,也应从整体和局部的角度评估右心室功能,观察室间隔游离壁有无节段性心腔扩张或缩小、室壁增厚及运动异常。室壁运动分为运动正常、运动减弱、无运动及反向运动。

2. 定量分析 右心室功能指标包括 EF、EDV、ESV、CO、SV、右心室质量(right ventricular mass,RVmass),以及根据身高与体重所得的体表面积。与左心室分析相似,量化的参数可以根据临床需要而变化。

3. 操作步骤 ①用计算机自动分析功能对右心室的内、外膜进行后处理;②在右心室血容量最大及最小时手动修正心内、外膜轮廓。

4. 注意事项 ①应选择右心室舒张末期图像作为右心室血容量最大的图像;②应选择右心室收缩末期图像作为右心室血容量最小的图像;③在右心室运动不同步或严重三尖瓣关闭不全的情

况下,判断右心室收缩末期可能会出现偏差,此时可以观察肺动脉瓣闭合的情况来定义收缩末期;④软件自动重建后医师必须检查自动心肌描绘及舒张、收缩末期的选定情况是否正确。

5. 关于右心室容量测定的相关问题

(1) 与左心室类似,右心室的乳头肌也属于心肌组织,一般情况下在进行后处理时应选定并在报告中注明包含/不包含乳头肌。但在肺动脉高压时,右心室内的肌小梁会发生病理改变,此时建议将乳头肌包含入右心室心肌。

(2) 右心室流出道内的血流是右心室血容量的一部分,所以在基底部水平应识别出肺动脉瓣,绘制心内膜轮廓时应包括右心室流出道-肺动脉瓣之间的区域。

(3) 与左心室类似,右心室的血容量不应包含右心房的血容量,右心室血容量的上界应在三尖瓣以下,所以在基底部水平应随时调整所描绘的右心室内、外膜边界。

(4) RVmass 的计算同左心室,但通常不在常规量化参数中体现。

(5) 由于室间隔归于左心室,所以在室间隔处右心室的外膜边界勾画应与内膜边界重合。

如果不存在心内或心外分流,左心室和右心室的 SV 应该大致相等(由支气管动脉供血导致的微小差异)。由于左心室行程容积比右心室行程容积更容易测定,因此左心室数据可用于验证右心室数据的准确性。

第三章

冠状动脉 CTA 扫描方案
及图像解读

　　冠心病是世界范围内发病率和死亡率最高的疾病,且近年来均呈上升趋势。安全可行的冠心病诊疗方法为研究热点。自 64 排 CT 问世以来,冠状动脉 CTA 作为评估冠状动脉的手段,具有成功率高、准确性高、方法简单可行的特点。因此,近十年来,冠状动脉 CTA 得到迅速发展及普及,成为冠心病诊疗最重要的方法之一。

　　冠状动脉 CTA 临床应用技术层面主要包括两大部分。首先为获得高质量的图像,其中涉及提高时间分辨率和空间分辨率、降低辐射剂量等。随着技术的进步,现代 CT 已经能够完成绝大部分患者的冠状动脉 CTA 检查,包括部分心律不齐及屏气不佳的患者。其次为更好地解读 CTA 图像。应先对原始数据进行后处理,重建出冠状动脉图像。准确地解读图像、良好的图像质量和后处理是冠状动脉 CTA 临床应用的基础。本章介绍冠状动脉 CTA 的扫描方案和图像解读基本技巧。

第一节 扫 描 方 案

1. 扫描范围 上界自气管隆嵴下 1~2cm 水平(根据患者体型调整),下界达心脏膈面(注意部分患者膈面太高,CT 采集范围需低于膈肌),左右各大于心缘两侧 10~20mm(图 3-1)。冠状动脉 CTA 扫描时,根据钙化积分扫描观察到的冠状动脉开口和远端水平,确定扫描范围更加精准。对于冠状动脉搭桥术后的患者,上界自胸廓入口开始,以显示桥血管全程。

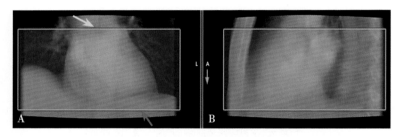

图 3-1 冠状动脉 CTA 扫描范围

A. 方框示扫描范围左右径及上下径,黄色箭头为气管隆嵴,红色箭头为心脏膈面;B. 方框示扫描范围前后径。

2. 图像采集模式和参数 常规冠状动脉 CTA 前瞻性扫描模式见图 3-2。采用宽体加 Z 轴双球管模式,前瞻性扫描几乎适应任意心率冠状动脉 CTA 扫描,曝光参数需要依据患者体重、心率和心律、心功能等设定。

高清扫描模式(图 3-3)使用小焦点,曝光条件和参数与常规模式相似(表 3-1)。对于支架植入及钙化患者,建议使用该模式。

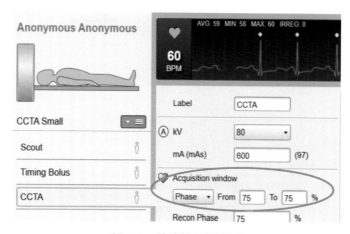

图 3-2 前瞻性扫描界面

图像采集窗选择为 RR 间期 75% 处扫描(红圈)。

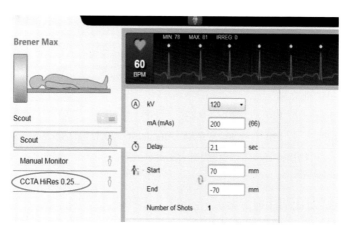

图 3-3 高清扫描模式界面

表 3-1 不同体重指数具体扫描参数推荐值

体重指数	管电压 /kV	管电流 /mA	时间 /s	算法	层厚 /mm	ASiR-CV/%	剂量长度乘积 /（mGy·cm）
<21kg/m²							
Scout	80	80	0.27	Smooth			12.25
CaScore	120	90	0.27	Soft	2.5	50	22.82
Cardiac	80	500	0.24	Standard	0.5	70	57.71
22~25kg/m²							
CaScore	120	140	0.27	Soft	2.5	50	38.79
Cardiac	100	500	0.24	Standard	0.5	70	108.27
25~28kg/m²							
CaScore	120	180	0.27	Soft	2.5	50	45.63
Cardiac	100	600	0.24	Standard	0.5	70	129.92
29~34kg/m²							
CaScore	120	210	0.27	Soft	2.5	50	50.2
Cardiac	120	480	0.24	Standard	0.5	70	161.5
34~25kg/m²							
CaScore	120	220	0.27	Soft	2.5	50	50.2
Cardiac	120	550	0.24	Standard	0.5	70	185.06

Scout：扫描；CaScore：钙化积分；Cardiac：心脏；Smooth：光滑；Soft：柔和；Standard：标准。

3. 对比剂注射方案

（1）碘流率（iodine delivery rate，IDR）：IDR 为每秒所注射的对比剂碘量（gI/s），即 IDR= 碘对比剂浓度（gI/s）× 碘对比剂注射流率（ml/s）。相同体重的患者，动脉血管的强化程度取决于碘流率，因此应根据受检者体重选择不同的 IDR。因迭代重建技术降低了管电压,血管的对比度上升,故IDR下降30%左右即可达到同等强化效果。

准确把握患者体重及预估的采集曝光时间,是确定合理的对比剂用量的前提。理想的冠状动脉强化标准是300~450HU,低于300HU则强化程度不足,高于450HU则显影密度过高,不利于管腔与管壁钙化斑块的分辨。

(2)注射期相技术的选择:双期相技术。Ⅰ期,根据上述IDR确定的注射流率,以及扫描时间(注射时间)确定对比剂总量(对比剂浓度和注射流率参考见表3-2);Ⅱ期,注射生理盐水20ml。

表3-2　不同体重患者对比剂浓度和注射流率参考表

单位:ml/s

体重/kg	270mgI/ml	300mgI/ml	320mgI/ml	350mgI/ml	370mgI/ml	400mgI/ml
<50	5.2	4.7	4.4	4	3.8	3.5
50~<60	5.9	5.3	5	4.6	4.3	4
60~<70	6.7	6	5.6	5.1	4.8	4.5
70~<80	7.4	6.7	6.2	5.7	5.4	5
>80	8.1	7.3	6.9	6.3	5.9	5.5

4. 图像重建和后处理

(1)原始图像重建:建议使用最薄的层厚(0.5mm)、尽可能小的重建FOV(推荐使用17~20cm,像素0.330~0.390mm)重建图像,以保证在固定的512×512图像矩阵中,获得尽可能高空间分辨力的图像。

(2)原始图像初步后处理:原始图像初步后处理包括常规模式和高清模式。

常规模式分为3种:柔和(Soft);光滑(Smooth);标准(Standard)。

高清模式增加算法:细节(Detail);高清标准(HdStnd);高清细节(HdDetail);高清边界(HdEdge);高清锐利(HdSharp)。

对于冠状动脉支架术后患者,选用高清模式重建,可提高图像对比度,减少支架壁硬化线束伪影,同时可观察支架情况。

针对重建图像,CardioGraphe 配备了 ASiR-CV,能够最大程度降低噪声,优化图像质量。图 3-4 分别使用迭代百分比为 30%、50%、70%、90%。

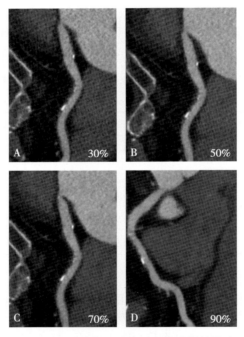

图 3-4 不同迭代百分比对图像质量的影响

分别使用迭代 30%(A)、50%(B)、70%(C)、90%(D),
可见随着迭代算法的百分比增高,图像信噪比增加。

(3)图像重建时间窗:依据采集窗范围,选择冠状动脉运动相对静止的区域重建图像。基本方法是,心率 <70 次 /min 时,重建时间窗为舒张中期(70%~75% 的 RR 间期;图 3-5);心率≥

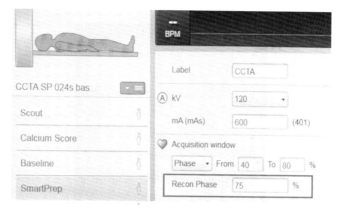

图 3-5　重建时间窗选择界面

选择重建时间窗为 75% 的 RR 间期(红色框)。

70 次 /min 时,重建时间窗为收缩期(35%~45% 的 RR 间期)。采用多宽的时间窗目前并无具体规定,以包括心脏的收缩期和舒张期为宜。

(4)三维重建和后处理:主要包括 VR、CPR 及冠状动脉探针等技术。

VR 图像(图 3-6)可立体观察心脏和冠状动脉外形或心外结构,包括冠状动脉起源、桥血管走行等,但不能用于评估血管狭窄程度。

CPR 是将弯曲的冠状动脉通过计算机后处理技术在一个平面内显示,用于观察管腔狭窄(图 3-7)。值得注意的是,CPR 图像要观察多个平面,如果斑块偏心生长,一个切面会漏掉斑块;此外,穿过斑块切面才能看见病变;如果未穿过斑块切面,则看不见斑块。狭窄程度以斑块最大的切面为准(图 3-8)。

使用冠状动脉探针在病变部位获取截面图像(图 3-9),有助于观察斑块内成分、斑块与管壁及管腔的关系。

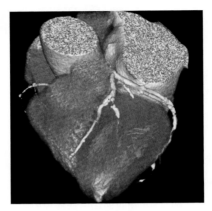

图 3-6　容积再现图像
可见冠状动脉的大体形态,可清晰地观察冠状动脉起源、走行。

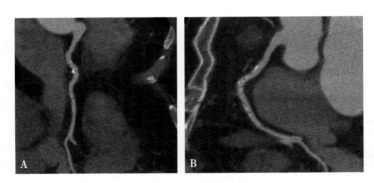

图 3-7　曲面重建图像
右冠状动脉不同角度曲面重建图(A、B),可见多发钙化斑块,管腔狭窄程度在不同角度有变化,此时以狭窄程度最重切面(B)为准。

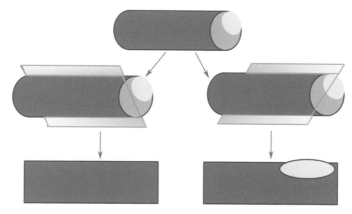

图 3-8　曲面重建示意图

如果未穿过斑块切面,则看不见斑块(左侧);当斑块偏心生长时,穿过斑块切面才能看见病变(右侧);黄色为斑块;蓝色为管腔。

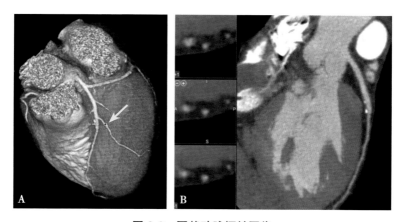

图 3-9　冠状动脉探针图像

A. 容积再现,图中对角支中段蓝点为探针放置位置。中间的白点即为探针(血管横截面成像);B. 对角支曲面重建。

第二节　推荐描述主要内容

1. 冠状动脉起源　描述冠状动脉起源情况。

2. 冠状动脉供血类型　根据左、右冠状动脉在心脏膈面分布区的大小判断优势型。

（1）右优势型：右冠状动脉分布于右心室膈面和左心室膈面的一部分或全部。

（2）均衡型：左冠状动脉的旋支和右冠状动脉分别分布于左、右心膈面，互不越过房室交点和后室间沟。

（3）左优势型：左冠状动脉的旋支除分布于左心室膈面外，还越过房室交点和后室间沟，分布于显示膈面的一部分。

3. 冠状动脉有无斑块

（1）冠状动脉分段：按照美国心脏病协会的分段法，将冠状动脉分为 18 段（图 3-10），管腔直径≥2mm 血管节段纳入分析。

（2）斑块性质：按照斑块组成的成分分为非钙化斑块、钙化斑块、混合斑块（图 3-11）。非钙化斑块为脂质斑块和纤维斑块的统称，混合斑块以非钙化斑块为主或以钙化斑块为主。

（3）病变导致的管腔狭窄程度分级：狭窄程度分为 5 级，即无可见狭窄（0）、轻微狭窄（狭窄率 1%~24%）、轻度狭窄（狭窄率 25%~49%）、中度狭窄（狭窄率 51%~69%）、重度狭窄（狭窄率 70%~99%）和闭塞（100%）。

注明不能评价冠状动脉节段的原因（如钙化或各种伪影等）。

4. 心肌桥　观察有无心肌桥的存在。

5. 心肌情况　描述心肌各壁厚度及密度。有心肌梗死时，心肌可能有不同程度的变薄和密度减低。

6. 心脏内病变　包括二尖瓣、主动脉瓣、三尖瓣、心房耳等；少数成人先天性心脏病，如房间隔缺损、部分性肺静脉异位引流等，也可能被偶然发现。瓣膜置换术后，如二尖瓣和主动脉瓣，特别是金属瓣膜伪影较多，不是 CT 评估的最佳适应证。

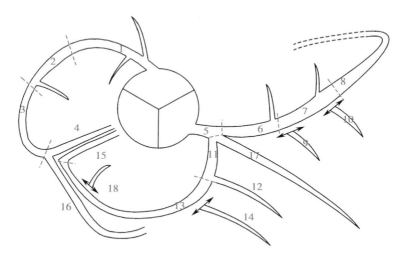

1—右冠状动脉近段;2—右冠状动脉中段;3—右冠状动脉远段;4—右冠状动脉起源后降支;5—左主干;6—前降支近段;7—前降支中段;8—前降支远段;9—第一对角支;10—第二对角支;11—回旋支近段;12—第一钝圆支;13—回旋支远段;14—第二钝圆支;15—回旋支起源后降支;16—右冠起源左心室后支;17—中间支;18—回旋支起源左心室后支。

图 3-10　冠状动脉分段示意图

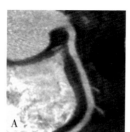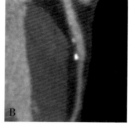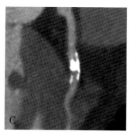

图 3-11　斑块按成分分类

按组成成分分为非钙化斑块(A)、混合斑块(B)、钙化斑块(C)。

7. 心脏外病变　包括扫描范围内的主动脉、肺动脉情况,以及心包、肺、纵隔、肝脏等;因为有些病变难以确定,或描述太繁琐而耗时过多,只对阳性发现加以简单描述,结论中建议进一步检查、随访等。

8. 冠状动脉支架评估　CTA 对支架随访的价值在于评价支架是否完全闭塞、支架周边再狭窄、支架内是否有显著的内膜增生或血栓形成、支架位置不良或假性动脉瘤等。由于目前支架均由金属材料制成,其硬度和编织工艺均影响 CTA 对支架内管腔的观察,对直径 <3.5mm 支架内狭窄的评估受限。

9. 桥血管评估　这是 CTA 心脏检查最好的适应证之一。CTA 能够对 93% 以上的桥血管通畅性做出准确评估。CTA 对桥血管的评估包括 4 个部分,分别为近端吻合口、桥血管本身、远端吻合口、远端吻合口以远冠状动脉血管。但是 CTA 不能显示和测量血流量,对吻合口狭窄率的诊断有一定限度。

第三节　影像分析要点

1. 冠心病评估

(1) 病变描述:斑块的位置、形状(是否偏心)、斑块成分(钙化、脂核、餐巾纸环征等)及范围(弥漫、局限)。

(2) 冠状动脉管腔狭窄程度。

(3) 对于分叉病变、闭塞病变等复杂病变需要指出。

(4) 轴位图像观察心肌、心包等结构。

2. 支架评估

(1) 病变描述,包括支架位置、形态,是否变形、断裂。

(2) 支架外血管病变。

(3) 轴位图像观察心肌、心包等结构。

3. 桥血管评估

(1) 桥血管数量、走行。

(2) 静脉桥近端吻合口位置。

（3）观察近端吻合口、桥身体、远端吻合口、吻合口以远血管。

（4）描述原位血管病变。

（5）轴位图像观察心肌、心包等结构。

第四章

主动脉 CTA 扫描方案及图像解读

主动脉疾病发病急、进展快、风险大、病死率高,因此快速准确诊断至关重要。CTA 具有无创、简便、快速的优点,且一次扫描即可获取主动脉全程的影像资料,同时具有多种图像后处理方法,可为外科手术或介入治疗提供详尽信息。目前已成为临床主动脉疾病检查的首选方法。

主动脉检查对心率的要求相对较低。需注意主动脉 CTA 检查具有多种扫描模式,可以分为心电门控和非心电门控扫描。由于主动脉近端受主动脉壁及心脏搏动的影响,常规非心电门控螺旋扫描在升主动根部会产生运动伪影,不易将其与累及根部的夹层相区分,因此,如果评价主动脉根部,则需要进行心电门控扫描,同时还可评价冠状动脉,但心电门控扫描会延长扫描时间并增加辐射剂量。对于 Stanford B 型主动脉夹层,因主动脉弓远端及降主动脉不易产生搏动伪影,常规行非心电门控扫描。非心电门控扫描的最大优势是操作方便,且具有扫描速度快、辐射剂量低的特点。另一个要注意的问题是扫描范围。因主动脉疾病往往多发,因此通常进行全主动脉扫描,包括胸主动脉和腹主动脉。本章介绍主动脉 CTA 的扫描方案和图像解读基本技巧。

第一节 扫 描 方 案

1. 扫描范围　上缘包括双侧锁骨下动脉(胸廓入口;图 4-1A),下缘根据临床要求决定胸主动脉还是胸腹主动脉。如果临床要求胸腹主动脉,下缘要包括双侧股动脉(耻骨联合下缘;图 4-1B)。

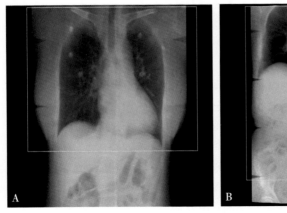
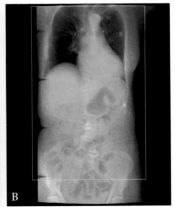

图 4-1　主动脉 CT 血管成像扫描范围

A.胸主动脉扫描范围上缘包括双侧锁骨下动脉(胸廓入口),下缘为心脏下缘2cm水平;B.胸腹主动脉扫描范围上缘包括双侧锁骨下动脉(胸廓入口),下缘包括双侧股动脉(耻骨联合下缘)。

2. 图像采集模式和参数　所需扫描层数、曝光参数需要依据患者身高、体重等设定。

是否需要采用心电门控扫描,以及如何选择心电门控方式,需根据疾病累及部位、临床需求及患者心率综合确定。

(1) 非心电门控扫描:由于升主动脉及主动脉根部结构易受心

动伪影的影响,因此非心电门控扫描模式仅用于主动脉弓以远主动脉及其分支血管的评价,不能用于升主动脉及主动脉根部结构评价,如 Stanford A 型主动脉夹层、升主动脉瘤、主动脉窦瘤、马方综合征、升主动脉瓣置换术后患者。

（2）心电门控扫描:扫描模式及曝光窗选择请参见第三章相关内容。

3. 对比剂注射方案

（1）对比剂注射速率及注射方式的选择:请参见第三章相关内容,根据患者身高、体重、管电压选择合适的流速,以及注射方式,包括双期相技术和三期相技术。

（2）监测层面选择:气管隆嵴下 2cm(监测层面内同时显示上腔静脉、肺动脉、左心房、升主动脉根部及降主动脉),见图 4-2。

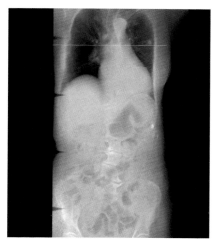

图 4-2　监测层面选择
监测层面位于气管隆嵴下 2cm 水平。

（3）触发方式

1）团注试验(test bolus):首先以选定的流速注射小剂量对比

剂,并根据监测层面内升主动脉、降主动脉管腔 CT 值变化,勾画时间 - 强度曲线,选择升主动脉及降主动脉内均有较高强化时间为最佳的触发时间(图 4-3)。

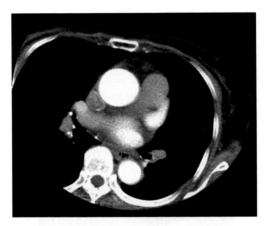

图 4-3 团注试验监测层面

监测层面选择为可同时观察升主动脉及降主动脉的层面,选择升主动脉及降主动脉内均有较高强化时间为最佳的触发时间。

以测试流率、预估触发时间、扫描时间计算对比剂用量。

2)自动触发(bolus tracking):设定相应触发阈值,当监测层面感兴趣区(region of interest,ROI)内到达相应阈值时自动扫描(图 4-4)。对有经验的操作者,手动触发扫描也可精确地捕捉到主动脉最佳充盈时相。扫描中可实时观察肺动脉、左心房及主动脉的充盈变化情况,做个性化的延迟触发采集,以保证主动脉各节段及分支得到充分的对比剂充盈。

4. 图像重建和后处理

(1)原始图像重建:建议使用≤1mm 的层厚,层间距≤层厚。采用尽可能小的重建视野以保证在固定的 512×512 图像矩阵中,

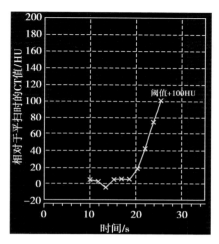

图 4-4 自动触发模式

在监测层面内设定感兴趣区及相应触发阈
值,当 CT 值到达相应阈值时自动触发扫描。

获得尽可能高的图像空间分辨力。

重建算法相关内容请参见第三章。

(2) 图像重建时间窗:回顾性心电门控扫描患者需选择最佳重
建时相,选择方式相关内容请参见第三章。

(3) 三维重建和后处理:主要包括 VR、多平面重建(multiplanar
reconstruction,MPR)、MIP 及 CPR 等技术。

VR 图像能够立体显示主动脉解剖及管腔形态,有助于准确观
察病变的范围(图 4-5)。但 VR 仅针对对比剂填充的管腔进行成像,
不能显示无对比剂的管腔部分,因此在合并血栓时,VR 会低估管
腔直径。

MPR 能够通过多角度显示主动脉长轴及短轴。采用合理的
MPR,能够找到显示病变的最佳角度,是临床进行血管测量最常
用、最简单的重建方式(图 4-6)。

MIP 图像是将一定层厚内图像中最大密度部分投影在一个二

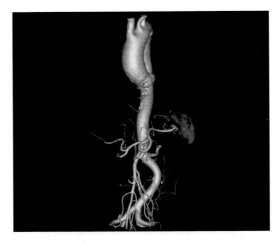

图 4-5 主动脉容积再现重建

显示主动脉全程及分支血管走行、解剖及管腔形态。

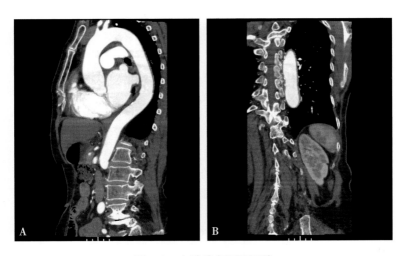

图 4-6 主动脉多平面重建

A.斜矢状位显示胸主动脉全长；B.冠状位显示降主动脉部分节段。

维平面上。对于纡曲走行的血管,通过 MIP 图像可以将整体投影在一幅图像上。但如果层厚选择过厚或选择角度不恰当,可能会遗漏病变,并且造成测量不准确(图 4-7)。

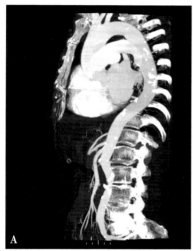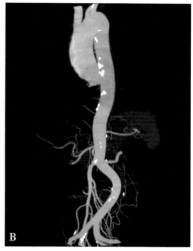

图 4-7　主动脉最大密度投影重建
A. 斜矢状位薄层最大密度投影显示主动脉全长;B. 冠状位最大密度投影显示主动脉全程及分支血管走行、解剖及管腔形态。

　　CPR 结合探针技术,能够将弯曲的血管在一个平面内显示,并且沿血管中心线获得血管截面图像,这是测量血管直径和面积最准确的方法(图 4-8)。

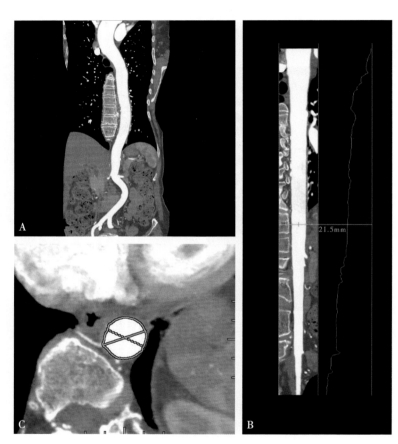

图 4-8　主动脉探针技术及曲面重建

A. 曲面重建显示主动脉全程；B. 血管拉直像显示主动脉全程；C. 血管轴位进行直径、周长及面积等参数测量。

第二节　推荐描述主要内容

1. 心室 - 主动脉连接、主动脉走行及发育。

2. 主动脉　主动脉瓣形态、瓣叶形态及瓣环直径；主动脉窦形态、冠状动脉开口位置及主动脉窦部直径；窦管交界区形态及直径。升主动脉、主动脉弓、降主动脉、腹主动脉管壁是否规则、是否存在异常，管腔是否存在狭窄或扩张改变，是否存在内膜片及双腔结构。

3. 头臂血管　包括无名动脉、双侧锁骨下动脉、双侧颈总动脉、双侧椎动脉，发育、管壁、管腔是否存在异常。

4. 腹部主要分支血管　包括腹腔干、肠系膜上动脉、双侧肾动脉、肠系膜下动脉及其主要分支，发育、管壁、管腔是否存在异常。

5. 心脏情况　包括冠状动脉、心肌、瓣膜、心腔是否存在异常，以及相应的术后表现。

6. 心脏、血管外情况　包括扫描范围内的肺动脉、静脉，以及心包、肺、纵隔、腹盆腔实质性脏器，甚至胃肠道等是否存在阳性发现，并给出建议。

第三节　影像分析要点

1. 主动脉夹层

（1）内膜片、真腔和假腔，即"双腔主动脉"也是主动脉夹层诊断的直接征象；真假腔的位置、大小和累及范围。

（2）内膜破口在轴位图像上表现为内膜片连续性中断，是主动脉夹层诊断的关键点；外科手术或覆膜支架植入术均需完全封闭内膜破口，因此准确判断内膜破口位置是影像分析的关键。

（3）主动脉夹层可累及冠状动脉和其他主要分支血管，主要表现为夹层或内膜片延伸至血管开口或血管腔内，引起主要分支血管开口受压、狭窄和闭塞。影像学的直接征象是内膜片延伸至血管内、血管狭窄或闭塞;间接征象为脏器或组织缺血、梗死或灌注减低。

(4) 轴位图像也可显示主动脉夹层的并发症和其他并存改变,如主动脉瓣关闭不全、左心功能不全、心包积液、胸腔积液、主动脉破裂或假性动脉瘤形成和假腔内血栓形成等。

2. 主动脉壁间血肿

(1) 环形或新月形增厚的主动脉壁,无强化。

(2) 无双腔结构形成,但可以存在内膜破损及溃疡样病变和血肿内强化,此时提示病变不稳定。

(3) 钙化内膜向主动脉腔内移位。

(4) 周围有无出血、血肿和周围组织结构受压。

(5) 病变和主要分支血管关系。

(6) 并发症和其他并存改变。

3. 主动脉穿通性溃疡

(1) 主动脉壁粥样硬化改变,即主动脉壁不规则增厚和钙化,并伴有单发或多发溃疡样病变,即龛影。

(2) 穿通性动脉粥样硬化性溃疡周围可伴有不同程度的主动脉壁间血肿。

(3) 周围有无出血、血肿和周围组织结构受压。

(4) 病变和主要分支血管关系。

(5) 并发症和其他并存改变,包括假性动脉瘤和主动脉破裂等。

4. 主动脉扩张 / 主动脉瘤

(1) 主动脉扩张的位置、大小、数量和范围。

(2) 主动脉扩张的程度,判断其是否达到主动脉瘤的诊断标准。

(3) 动脉瘤形态和特征,包括真性或假性动脉瘤、囊状或梭形和梭囊状动脉瘤。

(4) 动脉瘤腔、瘤壁和瘤周情况,包括瘤腔内有无血栓,瘤壁有无破裂、夹层、增厚和钙化等,瘤周有无出血、血肿和周围组织结构受压。

（5）动脉瘤部位和主要分支血管关系，包括胸主动脉瘤、腹主动脉瘤或胸腹主动脉瘤，动脉瘤是否累及头臂动脉、腹腔动脉、肠系膜上动脉、肾动脉和双侧髂动脉。

（6）有无其他并发症，如冠心病、主动脉瓣关闭不全、周围动脉瘤、狭窄或闭塞等。

5. 大动脉炎

（1）主动脉及其分支血管单发（或多发）和 / 或局限性（或节段性、弥漫性）受累。

（2）主动脉管壁环形增厚，动脉周围炎表现为动脉壁周围软组织环形增厚。

（3）受累段管腔狭窄（或扩张）。

（4）可伴真 / 假性动脉瘤、夹层形成。

（5）造成主动脉及其分支血管狭窄，甚至闭塞时，可伴有丰富侧支循环形成。

第五章

肺动脉 CTA 扫描方案及图像解读

肺动脉疾病包括急慢性肺栓塞、先天性及后天性肺血管疾病等。其中急性肺栓塞致死率高，是影响人民健康的重大疾病。早期迅速明确诊断急性肺栓塞，进而开展有效治疗，是行之有效的方法。

随着多排 CT 的普及，肺动脉 CTA 对段及段以上肺动脉栓塞的诊断准确率已超过 90%。肺动脉 CTA 取代了有创性肺动脉造影等急性肺栓塞的检查方法，已被确定为疑似急性肺栓塞的首选诊断方法。目前，肺动脉 CTA 发展的技术层面主包括两方面。一方面为降低检查辐射剂量的技术，包括大螺距、低管电压扫描及迭代重建等。另一方面为应用新技术进一步提高准确性，如双能扫描。同时肺动脉 CTA 还有其他的价值，如测定血栓负荷评估预后、评估疗效、评估右心功能和肺灌注等。总之，CTA 对段及段以上肺动脉栓塞评估准确，对段以下肺动脉栓塞评估准确性相对降低，但研究显示，这并不影响预后。本章介绍肺动脉 CTA 的扫描方案和图像解读基本技巧。

第一节 扫描方案

1. 扫描范围 上界自双侧肺尖开始,下界达后肋膈角,包括双侧全部肺野(图 5-1)。

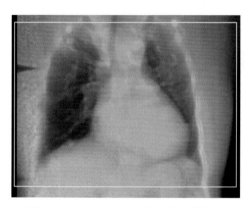

图 5-1 肺动脉 CT 血管造影扫描范围

扫描范围需包括全部肺动脉。

2. 图像采集模式和参数 所需扫描层块数量、曝光参数需要依据患者身高、体重等设定。不需心电门控扫描。

3. 对比剂注射方案

(1)对比剂注射流率及注射方式的选择:相关内容请参见第三章,根据患者身高、体重、管电压选择合适的流率,注射方式为双期相技术。

推荐对比剂流率 4~4.5ml/s,总量 40~45ml;生理盐水流率 4~4.5ml/s,总量 30ml。

(2)监测层面选择:气管隆嵴下 2cm 水平,监测位置为主肺动脉(图 5-2)。

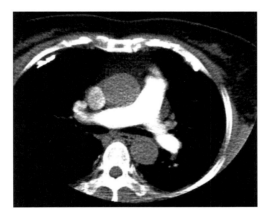

图 5-2　触发扫描

观察监测层面,选择肺动脉内有较高强化的时
间为最佳的触发时间。

（3）触发方式

1）团注试验:首先以选定的流率注射小剂量对比剂,并根据监
测层面内主肺动脉及左心房腔内 CT 值变化,勾画 CT 值时间 - 强
度曲线,选择主肺动脉有较高强化,同时左心房出现对比剂回流时
为最佳的触发时间。

以测试流率、预估触发时间、扫描时间计算对比剂用量。

2）自动触发:对有经验的操作者,手动触发扫描也可精确地
捕捉到肺动脉最佳充盈时相。扫描中可实时观察肺动脉的充盈
变化情况,当肺动脉内出现对比剂时（CT 值达 50HU）,进行个性
化的触发采集,以保证肺动脉各节段及分支得到充分的对比剂
充盈。

4. 图像重建和后处理

（1）原始图像重建:建议使用≤1mm 的层厚,层间距≤层厚。
采用尽可能小的重建 FOV 以保证在固定的 512×512 图像矩阵中,
获得尽可能高的图像空间分辨力。

重建算法选择相关内容请参见第三章。

（2）三维重建和后处理：主要包括 VR、MPR、MIP 等技术。

VR 图像能够立体观察肺动脉解剖及管腔形态，发现管腔内充盈缺损及分支缺如的情况，从而立体、准确观察病变的范围（图5-3）。

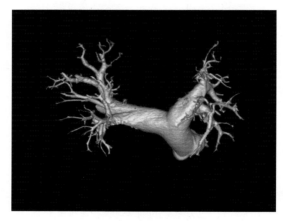

图 5-3 肺动脉容积再现
可见主肺动脉、左右肺动脉干和叶级肺动脉，以及段级肺动脉解剖、管腔形态是否存在先天变异、管腔狭窄及扩张或充盈缺损。

MPR 能够通过多角度显示肺动脉主干及各级分支血管的长轴及短轴。通过合理的 MPR，能够找到显示病变的最佳角度（图5-4）。

MIP 能够将一定层厚内的肺动脉血管投影在一幅图像上，从而观察管腔内是否存在低密度充盈缺损及各级分支缺如或闭塞情况（图5-5）。

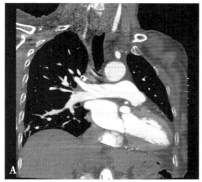
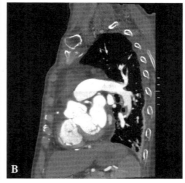

图 5-4 肺动脉多平面重建

A. 斜冠状位显示右肺动脉干及右下、右上肺动脉近段;B. 斜矢状位显示左肺动脉干及左上、左下肺动脉近段。

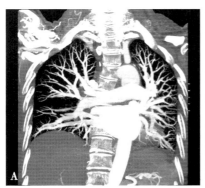
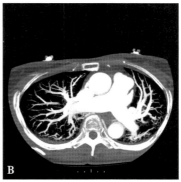

图 5-5 肺动脉最大密度投影重建

A. 冠状位最大密度投影显示肺动脉主干及肺内分支分布;B. 轴位最大密度投影显示肺动脉主干及肺内分支分布。

第二节　推荐描述主要内容

1. 心室 - 肺动脉连接、肺动脉解剖及分布。

2. 主肺动脉

(1) 主肺动脉是否存在狭窄或扩张改变。

(2) 测量主肺动脉内径,并计算与同层面升主动脉内径之比。

(3) 主肺动脉管腔及肺动脉分叉处是否存在低密度充盈缺损。

3. 各级肺动脉分支

(1) 各级肺动脉分支是否存在狭窄、闭塞或扩张改变。

(2) 测量左右肺动脉干管腔内径。

(3) 各级肺动脉分支管腔内是否存在低密度充盈缺损。

4. 心脏情况　包括心肌、瓣膜、心腔异常,尤其是右心房和右心室形态变化。

5. 心脏、血管外情况　包括扫描范围内的主动脉、体肺静脉,以及心包、肺、纵隔等是否存在阳性发现,并给出建议。尤其是肺内是否存在肺梗死。

第三节　影像分析要点

1. 肺栓塞

(1) 血管内中心性或偏心性充盈缺损。

(2) 肺动脉分支完全阻塞。

(3) 肺动脉高压,包括中心肺动脉扩张,右心房和右心室增大,右心室心肌增厚。

(4) 栓塞区灌注不均匀导致肺实质密度不均匀,可合并肺梗死。

(5) 并发症和其他并存改变,如有右心功能不全、胸腔积液等。

2. 肺动静脉瘘

(1) 单发或多发的圆形、类圆形病灶,增强扫描 CT 值与肺动脉强化一致。

（2）可见与病灶相连的纡曲、扩张的引流肺动、静脉血管影。

（3）引流静脉增宽，提前显影。

3. 肺动脉肉瘤

（1）肺动脉管腔内附壁软组织密度影，表面呈结节状或分叶状，逆血流生长，可侵犯肺动脉周围组织、右心室流出道等。

（2）肺动脉增宽，甚至肺动脉高压，包括右心房、右心室增大，右心室心肌增厚改变。

（3）可以合并肺内转移灶。

（4）溶栓治疗复查，治疗效果不明显。

第六章

胸痛三联征 CTA 扫描
方案及图像解读

"急性胸痛"是急诊科常见的就诊症状,病因繁杂,其中急性冠脉综合征(acute coronary syndrome,ACS)、肺栓塞(pulmonary embolism,PE)、急性主动脉综合征(包括主动脉夹层、主动脉壁间血肿、穿透性溃疡及不稳定性动脉瘤)、张力性气胸等可致猝死,快速、准确地鉴别诊断是急诊处理的难点和重点。ACS、急性主动脉综合征、PE 三种疾病起病急、致死率高,是急诊胸痛中致死的主要原因,称为胸痛三联征。而这三种疾病在临床症状及检查中,部分表现存在重叠,此时诊断困难。因此,建立急性胸痛"一站式"诊断检查方法是解决急诊早期分类诊断、早期制订个性化治疗方案、完善急性胸痛诊疗流程、合理高效使用医疗资源的关键。

随着 CT 硬件设备及软件的升级,机架旋转速度及探测器覆盖范围的大幅度提升,扫描速度明显提高,对比剂用量明显减少,辐射剂量可控制在 10mSv 以内,对心率的要求降低。对于急诊不典型胸痛的患者,已经能够通过一次 CTA 检查完成三种疾病的鉴别诊断,此即胸痛三联成像扫描模式(TRIPLE-RULE-OUT CT,TRO CT),同时还可以排除导致胸痛的其他原因。

第一节 扫 描 方 案

1. 扫描范围 请参照第四章相关内容。上缘包括双侧锁骨下动脉(胸廓入口),下缘根据临床需求决定胸主动脉还是胸腹主动脉。如果临床要求胸腹主动脉,下缘要包括双侧股动脉(耻骨联合下缘)。

2. 图像采集模式和参数 所需扫描层块数量、曝光参数需要依据患者身高、体重等设定。

由于需要评价冠状动脉,因此采用心电门控扫描。如何选择心电门控方式,需根据患者心率确定扫描模式,曝光窗选择请参见第三章相关内容。

3. 对比剂注射方案

(1) 对比剂注射流率及注射方式的选择:请参见第三章相关内容,根据患者身高、体重、管电压选择合适的流率,以及注射方式,包括双期相技术和三期相技术。

(2) 监测层面选择:气管隆嵴下 2cm(监测层面内同时显示上腔静脉、肺动脉、左心房、升主动脉根部及降主动脉),见图 6-1。

(3) 触发方式

1) 团注试验:首先以选定的流率注射小剂量对比剂,并根据监测层面内肺动脉、升主动脉、降主动脉管腔 CT 值变化,勾画时间-强度曲线,选择肺动脉、升主动脉及降主动脉内均有较高强化时间为最佳的触发时间。

以测试流率、预估触发时间、扫描时间计算对比剂用量。

2) 自动触发:对有经验的操作者,手动触发扫描也可精确地捕捉到肺动脉及主动脉最佳充盈时相。扫描中可实时观察肺动脉、左心房及主动脉的充盈变化情况,做出个性化的延迟触发采集,以保证主动脉各节段及分支得到充分的对比剂充盈。

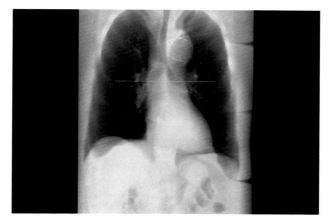

图 6-1　监测层面选择

监测层面位于气管隆嵴下 2cm 水平。

　　值得注意的是对比剂用量应较单纯主动脉扫描适当增加。

　　4. 图像重建和后处理

　　（1）原始图像重建：由于需要对冠状动脉进行评价，因此建议使用最薄的层厚（0.5mm），层间距≤层厚。采用尽可能小的重建 FOV 以保证在固定的 512×512 图像矩阵中，获得尽可能高的图像空间分辨力。

　　重建算法选择请参见第三章相关内容。

　　（2）图像重建时间窗：回顾性心电门控扫描患者需选择最佳重建时相，选择方式请参见第三章相关内容。

　　（3）三维重建和后处理：对冠状动脉、主动脉、肺动脉分别进行图像重建，以显示病变，见图 6-2~ 图 6-4。

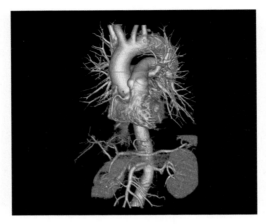

图 6-2　容积再现图像

胸痛三联征扫描模式,肺动脉、冠状动脉、主动脉同时显影。
通过容积再现能够清晰显示三部分血管解剖及管腔形态。

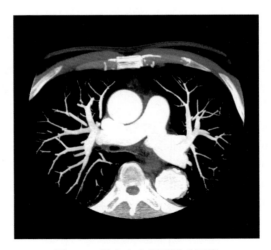

图 6-3　最大密度投影重建图像

升主动脉、降主动脉及肺动脉管腔内对比剂强化程度较高且
均匀一致,能够清晰显示管腔、管壁及肺内分支血管病变。

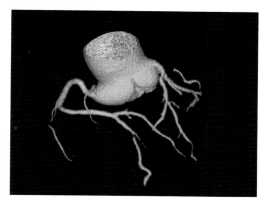

图 6-4　冠状动脉树提取及容积再现

胸痛三联征扫描模式显示冠状动脉情况。

第二节　推荐描述主要内容

1. 冠状动脉　冠状动脉解剖、变异、管壁及管腔情况。主要鉴别是否存在 ACS 的情况。

2. 主动脉　主动脉解剖、变异、管壁、管腔及其分支血管情况。主要鉴别是否存在主动脉急性综合征，包括主动脉夹层、主动脉壁间血肿、主动脉穿通性溃疡。

3. 肺动脉　肺动脉解剖、变异、管腔及分支情况。主要鉴别是否存在 PE。

4. 心脏　包括冠状动脉、心肌、瓣膜、心腔异常，以及相应的术后表现。

5. 心脏、血管外情况　包括扫描范围内的肺动脉、肺静脉，以及心包、肺、纵隔、腹盆腔实质性脏器，甚至胃肠道等是否存在阳性发现，并给出建议。

第三节 CTA 扫描临床应用现状

目前,我国急性胸痛在急诊中的比例日渐上升,急性非创伤性胸痛的鉴别诊断缺乏规范流程。2009 年,在北京进行的一项多中心急诊胸痛注册研究显示,胸痛患者占急诊患者的 4%,所有胸痛患者中,ACS 占 27.4%,主动脉夹层占 0.1%,PE 占 0.2%,非心源性胸痛占 63.5%。急诊胸痛收住院比例 12.3%,对未住院的胸痛患者在就诊的 30 天后随访,无事件率为 75%,其余 25% 患者出现院外死亡、再次入院和失访等情况。同时由于逐一分科就诊制度存在分项检查或重复检查,甚至住院检查等带来医疗资源过度使用或浪费。尽管最近提出了"胸痛中心"建设的概念并根据国外经验制订了急性胸痛诊治流程,但 CTA 相关检查介入较晚且存在主动脉、肺动脉、冠状动脉分项检查,造成诊断延迟,费用增加,以及辐射剂量及对比剂相关风险增加。

ACS 发病率高,致死、致残率高,早期识别和早期治疗可明显降低死亡率、改善远期预后,成为急性胸痛患者需要鉴别诊断的主要疾病。目前,对急性胸痛的病因诊断需要多种检查手段,且费时。尽管只有少数 ACS 患者的 ECG 及心肌酶均正常,但这部分患者必须通过耗时、费钱的"排除心肌梗死"的诊断计划进行确诊,包括心肌血清标记物、反复 ECG 检查,如果血清标记物出现心肌受损迹象,则需进行心功能检查,如运动负荷或药物负荷超声心动图、心肌灌注等检查,但这些检查手段仍然存在较高的假阳性及假阴性,对于一些存在高风险因素的患者还要考虑进行有创的冠状动脉造影来确诊。很多患者存在同样危急的情况,如主动脉夹层、PE 等,通过上述检查将会被漏诊。尤其 Stanford A 型主动脉夹层累及冠状动脉的患者,其症状、临床检查、检验结果与冠心病相似,却是冠状动脉造影的禁忌。

1981 年,美国巴尔的摩 St.ANGLE 医院就建立"胸痛中心"。目前美国"胸痛中心"已经发展到 5 000 余所,并纳入医保支付范围,成立了"胸痛协会"等相关学术组织。包括我国在内的全球多个国家,均设立有"胸痛中心",它整合了多个学科,显著缩短了胸痛确诊时间,降低了 ST 段抬高型心肌梗死再灌注治疗时间,缩短了住院时间,以及减少了再次就诊次数和再住院次数,减少了不必要检查费用,改善了患者健康相关生活质量和就诊满意度,医疗费用明显降低。

自 64 排冠状动脉 CTA 应用于临床以来,由于 CTA 较高的冠心病阴性诊断价值,而被越来越多地用于临床。有选择地应用 CTA 作为筛查 ACS 工具,其价效比优于无创心脏负荷试验。CTA 也被视为主动脉夹层和 PE 诊断的参考标准。对于急诊不典型胸痛一次 CTA 检查完成 3 种疾病的诊断很有必要,此即胸痛三联成像(TRIPLE-RULE-OUT CT,TRO CT),同时还可以排除导致胸痛的其他原因。应用 TRO CT 作为筛查工具,可使大部分低、中危 ACS 患者避免进一步检查。

推荐阅读资料

［1］ DOHERTY J U, KORT S, MEHRAN R, et al. ACC/AATS/AHA/ASE/ ASNC/HRS/SCAI/SCCT/SCMR/STS 2019 Appropriate Use Criteria for Multimodality Imaging in the Assessment of Cardiac Structure and Function in Nonvalvular Heart Disease: A report of the American College of Cardiology Appropriate Use Criteria Task Force, American Association for Thoracic Surgery, American Heart Association, American Society of Echocardiography, American Society of Nuclear Cardiology, Heart Rhythm Society, Society for Cardiovascular Angiography and Interventions, Society of Cardiovascular Computed Tomography, Society for Cardiovascular Magnetic Resonance, and the Society of Thoracic Surgeons. J Am Coll Cardiol, 2019, 73(4): 488-516.

［2］ TRUONG Q A, RINEHART S, ABBARA S, et al. Coronary computed tomographic imaging in women: An expert consensus statement from the Society of Cardiovascular Computed Tomography. J Cardiovasc Comput Tomogr, 2018, 12(6): 451-466.

［3］ HECHT H S, BLAHA M J, KAZEROONI E A, et al. CAC-DRS: Coronary

Artery Calcium Data and Reporting System. An expert consensus document of the Society of Cardiovascular Computed Tomography (SCCT). J Cardiovasc Comput Tomogr, 2018, 12 (3): 185-191.

[4] HIRSHFELD J W JR, FERRARI V A, BENGEL F M, et al. 2018 ACC/HRS/NASCI/SCAI/SCCT Expert Consensus Document on Optimal Use of Ionizing Radiation in Cardiovascular Imaging-Best Practices for Safety and Effectiveness, Part 2: Radiological Equipment Operation, Dose-Sparing Methodologies, Patient and Medical Personnel Protection: A Report of the American College of Cardiology Task Force on Expert Consensus Decision Pathways. J Am Coll Cardiol, 2018, 71 (24): 2829-2855.

[5] BONOW R O, BROWN A S, GILLAM L D, et al. ACC/AATS/AHA/ASE/EACTS/HVS/SCA/SCAI/SCCT/SCMR/STS 2017 Appropriate Use Criteria for the Treatment of Patients With Severe Aortic Stenosis: A report of the American College of Cardiology Appropriate Use Criteria Task Force, American Association for Thoracic Surgery, American Heart Association, American Society of Echocardiography, European Association for Cardio-Thoracic Surgery, Heart Valve Society, Society of Cardiovascular Anesthesiologists, Society for Cardiovascular Angiography and Interventions, Society of Cardiovascular Computed Tomography, Society for Cardiovascular Magnetic Resonance, and Society of Thoracic Surgeons. J Am Coll Cardiol, 2017, 70 (20): 2566-2598.

[6] ABBARA S, BLANKE P, MAROULES C D, et al. SCCT guidelines for the performance and acquisition of coronary computed tomographic angiography: A report of the Society of Cardiovascular Computed Tomography Guidelines Committee: Endorsed by the North American Society for Cardiovascular Imaging (NASCI). J Cardiovasc Comput Tomogr, 2016, 10 (6): 435-449.

[7] CURY R C, ABBARA S, ACHENBACH S, et al. CAD-RADS (TM) Coronary Artery Disease-Reporting and Data System. An expert consensus document of the Society of Cardiovascular Computed Tomography (SCCT), the

American College of Radiology（ACR）and the North American Society for Cardiovascular Imaging（NASCI）. Endorsed by the American College of Cardiology. J Cardiovasc Comput Tomogr,2016,10（4）: 269-281.